AF877963

É fácil se sentir perdido no mundo do câncer

Deixe que as NCCN Guidelines for Patients® sejam seu guia

- ✓ Guias passo a passo sobre as opções de tratamento para o câncer têm maiores chances de oferecer melhores resultados
- ✓ Baseadas nas diretrizes de tratamento usadas por profissionais de saúde de todo o mundo
- ✓ Criadas para ajudá-lo a discutir o tratamento do câncer com seus médicos

Sobre

National Comprehensive Cancer Network®

As NCCN Guidelines for Patients® são desenvolvidas pela National Comprehensive Cancer Network® (NCCN®)

NCCN

- Uma aliança entre os principais centros de câncer nos Estados Unidos dedicada ao cuidado do paciente, pesquisa e educação

Centros de câncer que fazem parte da NCCN:
NCCN.org/cancercenters

NCCN Clinical Practice Guidelines in Oncology (NCCN Guidelines®)

- Desenvolvida por médicos dos centros de câncer da NCCN usando as pesquisas mais recentes e anos de experiência
- Para profissionais de tratamento do câncer de todo o mundo
- Recomendações de especialistas para rastreio de câncer, diagnóstico e tratamento

Disponível gratuitamente on-line em NCCN.org/guidelines

NCCN Guidelines for Patients

- Apresenta informações das NCCN Guidelines em um formato de fácil aprendizagem
- Para pessoas com câncer e aqueles que as apoiam
- A explicação das opções de tratamento para o câncer tem maiores chances de oferecer melhores resultados

Disponível gratuitamente on-line em NCCN.org/patientguidelines

NATIONAL COMPREHENSIVE CANCER NETWORK
NCCN FOUNDATION
Guiding Treatment. Changing Lives.

e apoiado por financiamento pela NCCN Foundation®

As NCCN Guidelines for Patients são baseadas nas NCCN Guidelines® for Prostate Cancer (Versão 2.2020, 21 de maio de 2020).

A **NCCN Foundation** busca apoiar milhões de pacientes e suas famílias, afetados por um diagnóstico de câncer pelo financiamento e distribuição das NCCN Guidelines for Patients. A NCCN Foundation também está comprometida com o avanço do tratamento do câncer através do financiamento de médicos promissores do país no centro de inovação em pesquisa sobre o câncer. Para obter mais informações e a biblioteca completa de recursos para o paciente e cuidadores, visite NCCN.org/patients.

National Comprehensive Cancer Network (NCCN) / NCCN Foundation
3025 Chemical Road, Suite 100
Plymouth Meeting, PA 19462
215.690.0300

Endossado por

California Prostate Cancer Coalition (CPCC)

A CPCC tem o prazer de endossar este importante recurso. Acreditamos que este seja o guia mais compreensível e abrangente para homens diagnosticados com câncer de próstata que querem realmente entender a doença e quais são suas opções de tratamento específicas. prostatecalif.org

Malecare Cancer Support

Os membros do grupo Malecare Cancer Support sabem que não há nada mais desconcertante que a escolha de tratamento para o câncer de próstata. As NCCN Patient Guidelines oferecem um excelente ponto de partida para a discussão, especialmente para afro-americanos que morrem de câncer de próstata duas vezes mais que os homens caucasianos. malecare.org

National Alliance of State Prostate Cancer Coalitions (NASPCC)

A NASPCC recomenda fortemente as NCCN Guidelines for Patients Câncer de próstata, Estágio inicial, como um recurso valioso para pacientes e outros. É um recurso confiável de informações importantes sobre câncer de próstata em um formato compreensível. naspcc.org

National Prostate Cancer Awareness Foundation (PCaAware)

Um recurso magnífico para pacientes que buscam uma maior ou melhor compreensão da jornada que se apresenta à frente. pcaaware.org

Prostate Cancer Foundation

A Prostate Cancer Foundation é a principal organização filantrópica no mundo dedicada a financiar pesquisas sobre o câncer que salvam vidas. As NCCN Patient Guidelines Câncer de próstata, Estágio inicial definem informações essenciais sobre o diagnóstico e tratamento em um formato compreensível. Elas funcionam como uma base de conhecimento quando pacientes e famílias começam a discutir opções de tratamento com seus profissionais de saúde. pcf.org

Urology Care Foundation

A Urology Care Foundation é a principal fundação de saúde urológica sem fins lucrativos no mundo, e a fundação oficial da American Urological Association. Como uma organização que acredita fortemente no oferecimento de ferramentas educativas e recursos necessários para uma tomada de decisão informada sobre opções de cuidados e tratamento a pacientes de câncer, cuidadores, e aqueles impactados por essa doença, temos o prazer de endossar as NCCN Guidelines for Patients. urologyhealth.org

Veterans Prostate Cancer Awareness

A Veterans Prostate Cancer Awareness congratula a National Comprehensive Cancer Network (NCCN) por desenvolver as Patient Guidelines para uso como padrão na educação de pacientes e profissionais de saúde de câncer de próstata. Em nome de todos os veteranos, a VPCa agradece à NCCN pelo oferecimento desta ferramenta valiosa para uso como orientação na jornada através do câncer de próstata. vetsprostate.org

ZERO – The End of Prostate Cancer

A cada 16 minutos um homem perde sua batalha com o câncer de próstata. Como principal organização nacional de ativismo pelo câncer de próstata, a ZERO tem o orgulho de apoiar as NCCN Guidelines for Patients, um primeiro recurso para ajudar os pacientes e famílias a lidar com sua jornada pelo câncer de próstata. Recursos gratuitos e programas de apoio adicionais para a comunidade do câncer de próstata podem ser encontrados em zerocancer.org

Com o apoio generoso de

Marianne and Donald Green

Francine Parnes

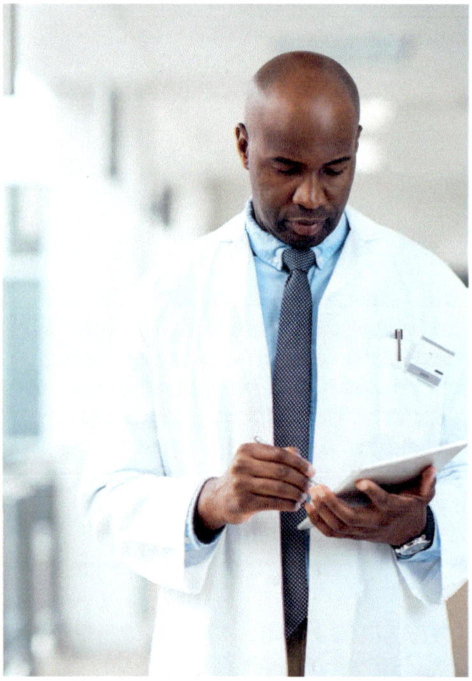

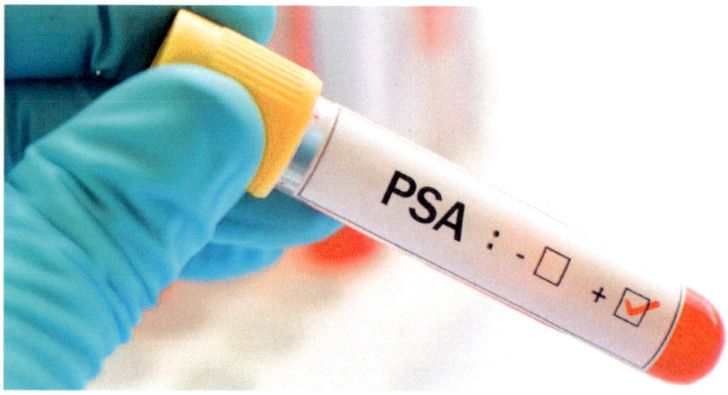
PSA

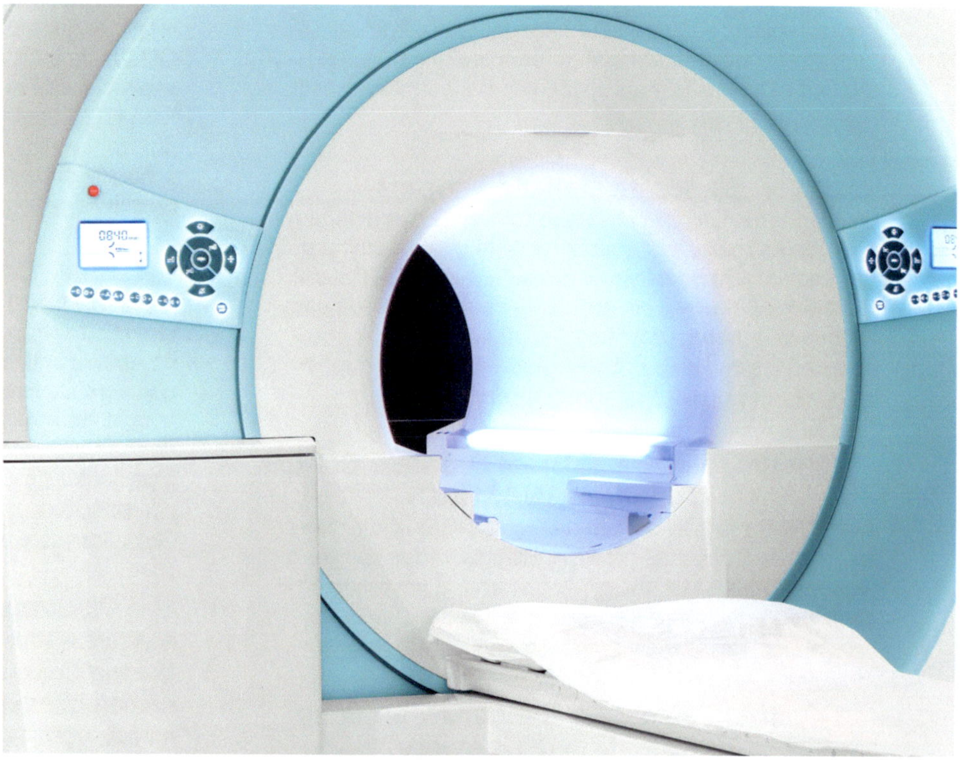

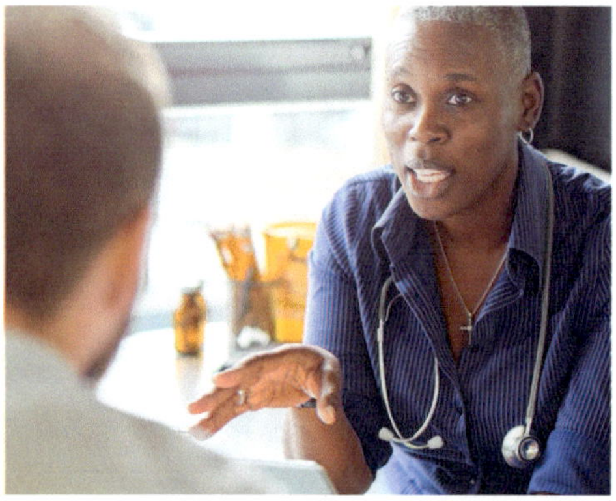

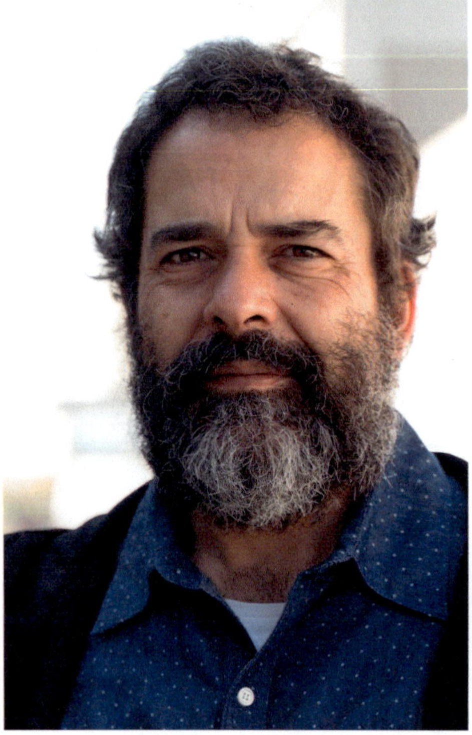

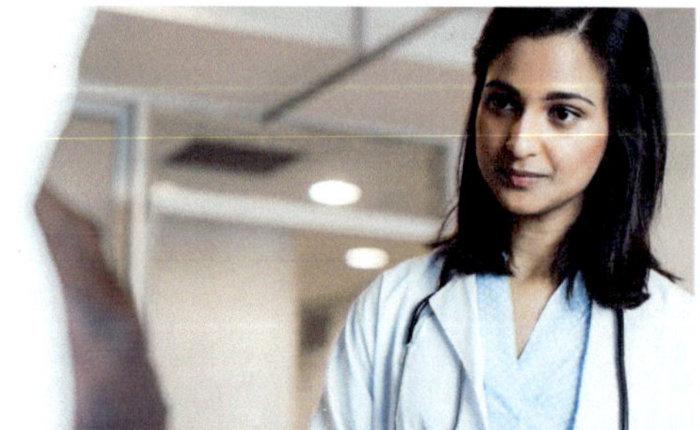

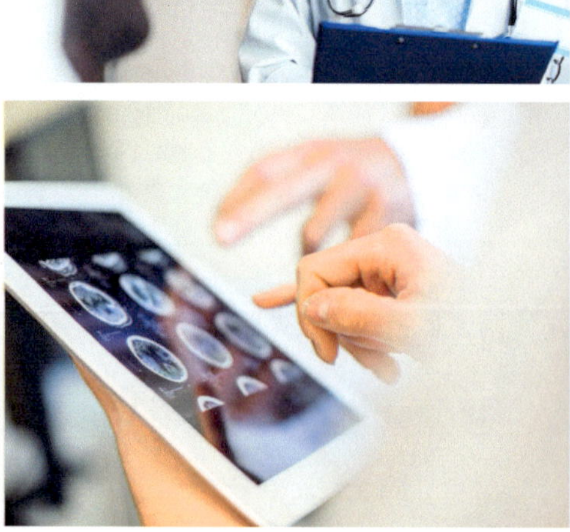

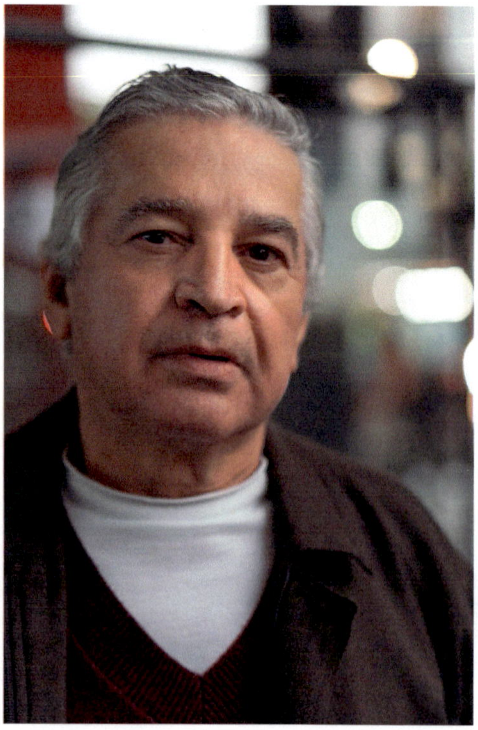

Índice

1
Fundamentos do câncer de próstata

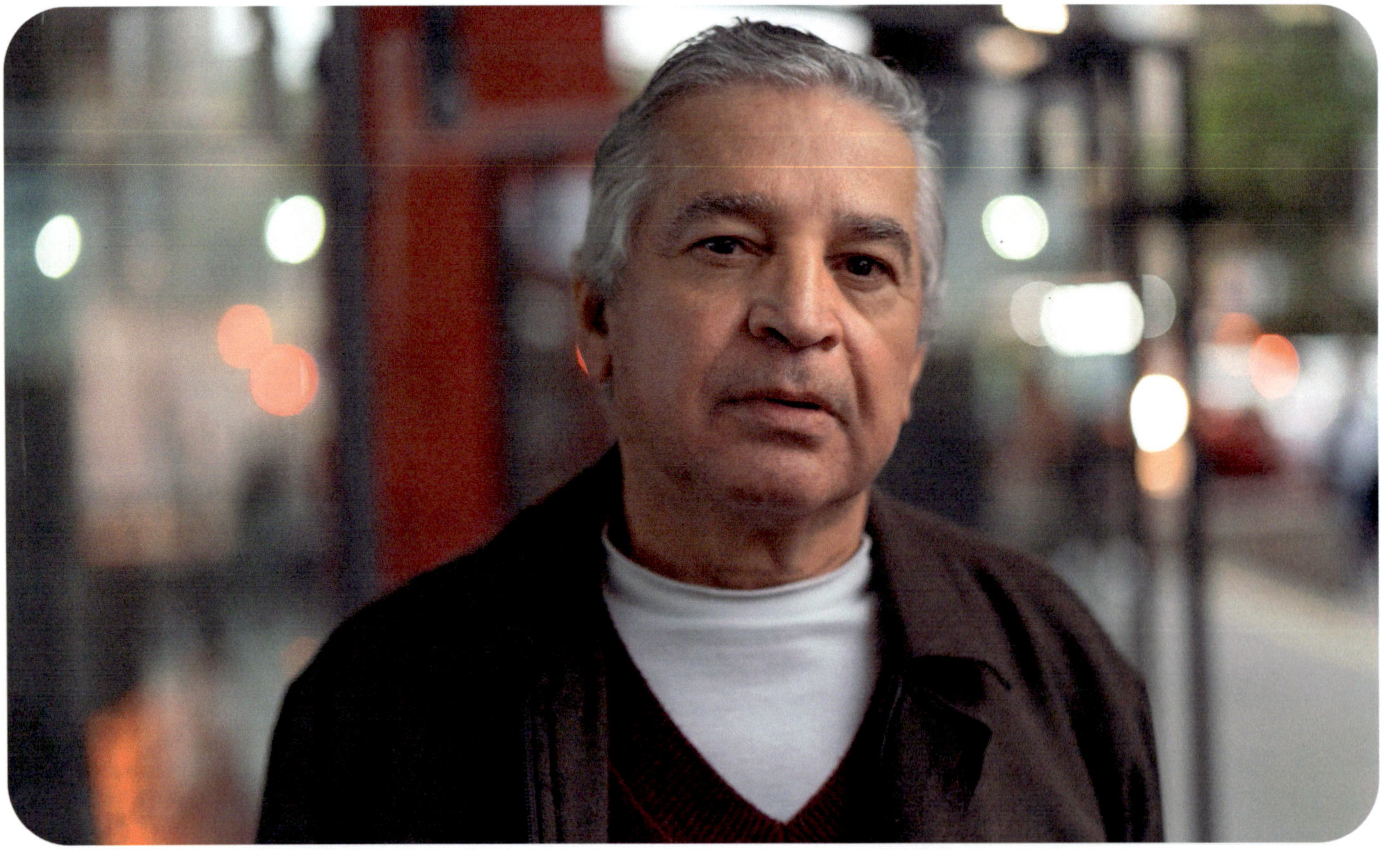

A próstata é uma glândula localizada atrás da bexiga. No câncer de próstata inicial, o câncer é encontrado na próstata e pode estar próximo aos linfonodos. Este capítulo apresenta uma visão geral sobre o câncer de próstata.

A próstata

A próstata é uma glândula do tamanho de uma noz. A glândula é um órgão que produz fluidos ou substâncias químicas que o corpo precisa. A próstata produz um fluido de coloração branca que é parte do sêmen. O sêmen é feito de esperma dos testículos e fluido da próstata e outras glândulas sexuais. Durante a ejaculação, o sêmen é liberado do corpo pelo pênis.

A próstata é encontrada abaixo da bexiga próxima à base do pênis e na frente do reto. A próstata pode ser sentida durante o exame retal. Conforme o homem envelhece, a próstata tende a aumentar.

A próstata envolve a uretra. A uretra é um tubo que carrega urina da bexiga e para fora do corpo. Acima da próstata e atrás da bexiga estão duas vesículas seminais. As vesículas seminais também são glândulas que fazem um fluido que é parte do sêmen. O sêmen sai do corpo através da uretra.

A próstata

A próstata está localizada atrás da bexiga.

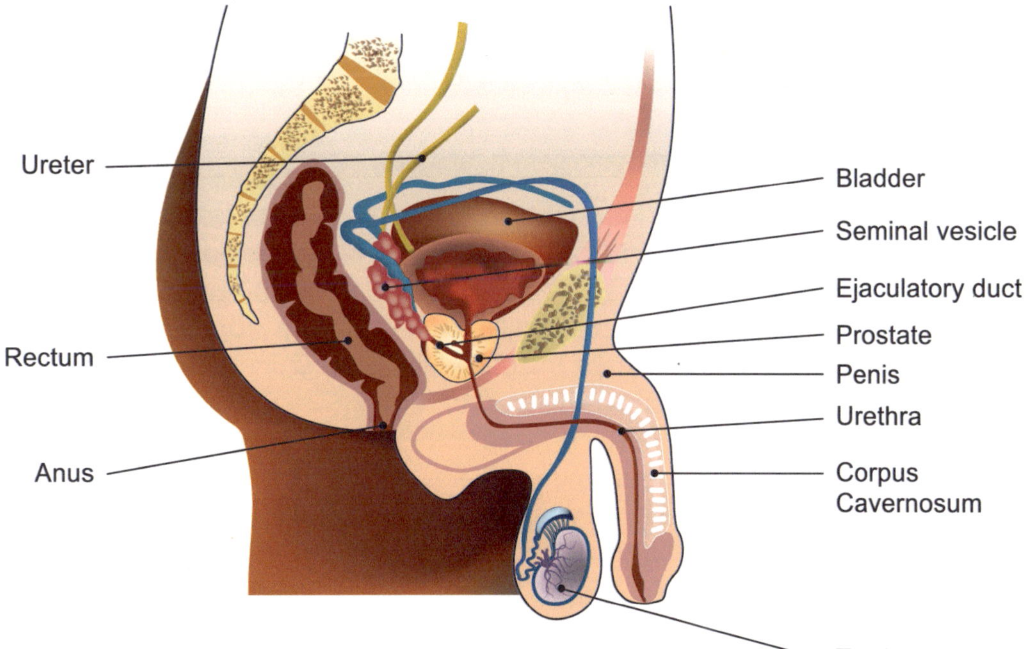

Dados sobre o câncer de próstata

Um fator de risco é qualquer coisa que aumente sua chance de ter câncer.

Alguns dados:

- Todos os homens correm o risco de ter câncer de próstata.
- 1 em cada 9 homens desenvolverá câncer de próstata.
- Nem todos os homens diagnosticados com câncer de próstata precisam de tratamento. Em geral, o câncer de próstata cresce lentamente e permanece na próstata.
- A idade é o fator de risco mais comum. Quanto mais velho for um homem, maior será a chance de desenvolver câncer de próstata.

Homens afro-americanos

Todos os homens correm o risco de desenvolver câncer de próstata, mas os afro-americanos são mais propensos a desenvolver câncer de próstata, e em uma idade mais jovem. O câncer em homens afro-americanos tende a ser mais agressivo e mais avançado. No entanto, uma vez diagnosticado, os afro-americanos têm resultados de tratamento semelhantes aos de outros homens com o mesmo estágio de câncer.

Histórico familiar

Os homens que têm um membro da família com câncer de próstata têm uma chance maior de ter câncer de próstata. Aqueles com histórico familiar de certos cânceres correm o risco de ter câncer de próstata. Se você souber que alguém de sua família teve câncer de próstata, pergunte ao seu médico sobre rastreio do câncer de próstata.

Como o câncer de próstata se espalha

O câncer é uma doença que começa nas células do seu corpo. O câncer de próstata começa nas células da próstata. Quase todos os cânceres de próstata são adenocarcinomas. Um adenocarcinoma é um câncer nas células que secretam fluidos ou outras substâncias. Os adenocarcinomas da próstata são o foco deste livro.

Ao contrário das células normais, as células cancerosas podem crescer ou se espalhar para formar tumores em outras partes do corpo.

O câncer que se espalhou é chamado de metástase.

- O câncer que está contido inteiramente dentro da próstata é chamado de câncer de próstata localizado.
- O câncer que se espalhou da próstata para os linfonodos próximos, mas não além disso, é chamado de câncer de próstata regional.
- O câncer que se espalhou para além da próstata ou linfonodos regionais é chamado de metástase distante, e pode ser chamado de câncer de próstata metastático.

O câncer pode se espalhar para locais distantes através do sangue. Embora o câncer possa se espalhar através de seu sangue, você não pode passar seu câncer para outras pessoas se elas forem expostas ao seu sangue. O câncer de próstata pode levar à metástase nos ossos, linfonodos, fígado, pulmões e outros órgãos.

O câncer também pode se espalhar através do sistema linfático. O sistema linfático contém um fluido claro chamado linfa. A linfa fornece água e alimento às células. Também possui glóbulos brancos que combatem germes. Os linfonodos filtram a linfa e removem os micro-organismos.

A linfa percorre todo o corpo em vasos, assim como o sangue. Os vasos linfáticos e os linfonodos são encontrados em todo o corpo.

Estágio inicial

O câncer de próstata em estágio inicial é geralmente tratado com cirurgia ou radiação. Pode ser seguido de tratamento para reduzir a quantidade de testosterona no corpo ou bloquear o efeito da testosterona no corpo. O objetivo do tratamento é a cura.

Estágio avançado

Mais informações sobre câncer de próstata avançado podem ser encontradas em *NCCN Guidelines for Patients: Câncer de próstata, Estágio avançado* em NCCN.org/patientguidelines.

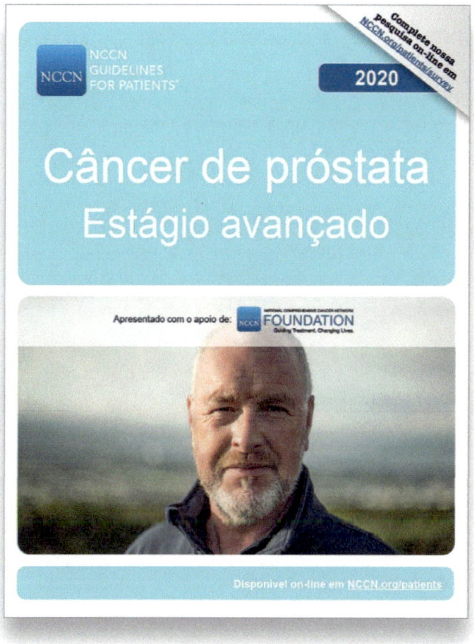

Revisão

- A próstata produz um fluido que é parte do sêmen.
- O câncer de próstata começa nas células da próstata.
- As células cancerosas podem se espalhar para outras partes do corpo através do sangue ou linfa.
- Em geral, o câncer de próstata cresce lentamente e permanece na próstata.
- Todos os homens correm o risco de desenvolver câncer de próstata, mas os afro-americanos são mais propensos a desenvolver câncer de próstata. No entanto, uma vez diagnosticado, os afro-americanos têm resultados de tratamento semelhantes aos de outros homens com o mesmo estágio de câncer.
- Nem todas as pessoas diagnosticadas com câncer de próstata precisam de tratamento.

2
Exames de câncer de próstata

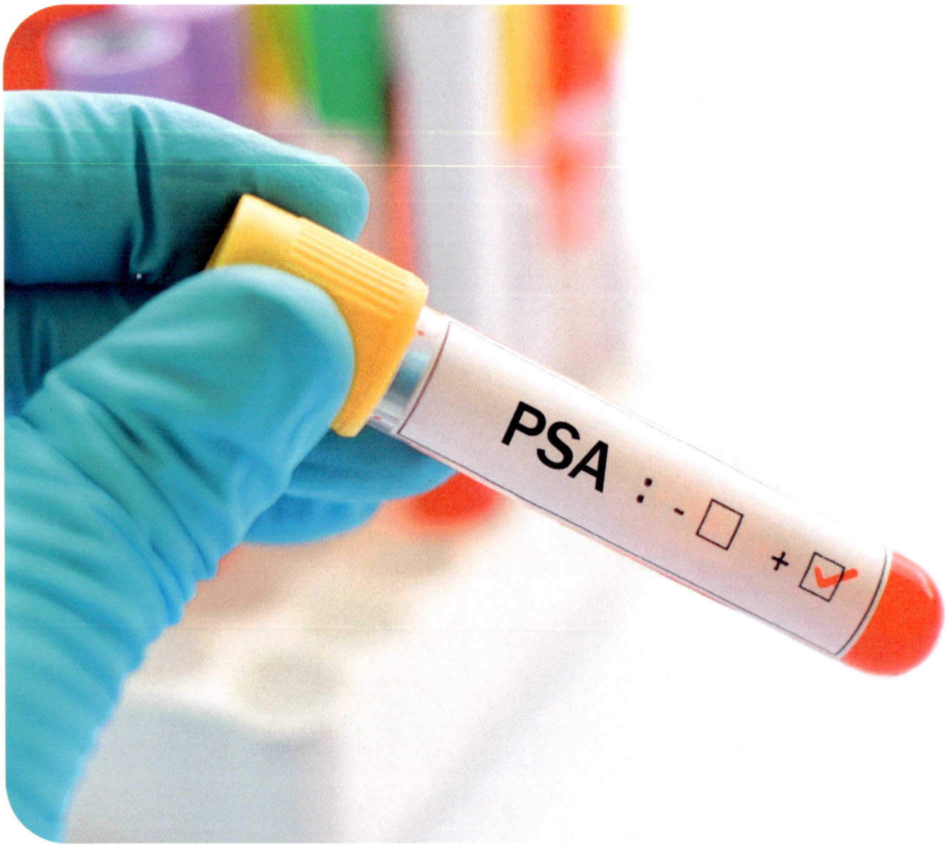

Os exames são usados para descobrir e tratar o câncer de próstata. Uma biópsia é necessária para confirmar o câncer. Este capítulo apresenta uma visão geral dos exames que você pode receber e o que esperar.

Resultados dos exames

Os resultados dos exames de sangue, estudos de imagem e biópsia serão utilizados para determinar o seu plano de tratamento. É importante que você entenda o significado desses exames. Faça perguntas e guarde cópias dos resultados dos seus exames. Portais para pacientes on-line são uma ótima maneira de acessar os resultados dos seus exames.

Mesmo que você busque uma segunda opinião, exame ou visita ao consultório, tenha estes pontos em mente:

- Traga alguém com você para consultas médicas, se possível.
- Escreva as perguntas e faça anotações durante as consultas. Não tenha medo de fazer perguntas à sua equipe de atendimento. Conheça a sua equipe de atendimento e deixe que o conheçam.
- Consiga cópias dos exames de sangue, resultados de exames de imagens e relatórios sobre o tipo específico de câncer que você tem.
- Organize seus documentos. Crie arquivos para formulários de convênio, registros médicos e resultados dos exames. Você também pode fazer isso em seu computador.
- Mantenha uma lista de informações de contato para todos os membros da sua equipe de atendimento. Coloque-a em seu fichário ou bloco de notas. Pendure a lista em sua geladeira ou guarde-a ao lado do telefone.

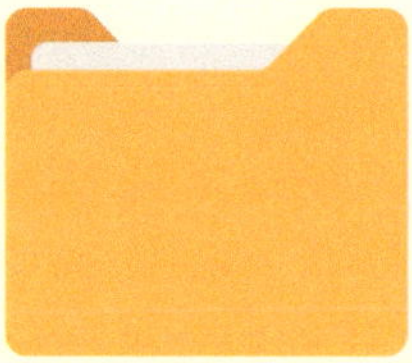

Crie um fichário médico

Um fichário ou caderno médico é uma ótima maneira de organizar todos os seus registros em um único lugar.

- Faça cópias dos exames de sangue, resultados de exames de imagens e relatórios sobre o tipo específico de câncer. Será útil ao buscar uma segunda opinião.
- Escolha um fichário que atenda às suas necessidades. Considere levar um estojo para incluir uma caneta, um pequeno calendário e cartões de convênio.
- Crie pastas para formulários de convênio, registros médicos e resultados dos exames. Você também pode fazer isso em seu computador.
- Use portais de pacientes on-line para visualizar os resultados de seus testes e outros registros. Faça o download ou imprima os registros para adicionar ao seu fichário.
- Organize seu fichário de uma maneira que funcione para você. Adicione uma seção para perguntas e para fazer anotações.
- Traga seu fichário médico para as consultas. Você nunca sabe quando pode precisar dele!

Exames gerais de saúde

Histórico médico

Um histórico médico é um registro de todos os problemas de saúde e tratamentos pelos quais você passou em sua vida. Esteja preparado para enumerar qualquer doença ou lesão e quando aconteceu. Traga uma lista de medicamentos antigos e novos e quaisquer medicamentos de venda livre, fitoterápicos ou suplementos que você tome. Informe seu médico sobre quaisquer sintomas que você tenha.

Histórico familiar

Alguns cânceres e outras doenças podem ocorrer em famílias. Seu médico vai perguntar sobre o histórico de saúde dos membros da família que são parentes de sangue. Essa informação é chamada de histórico familiar. É importante perguntar aos membros da família, tanto da mãe como do pai, sobre todos os cânceres, não apenas sobre o câncer de próstata. Pergunte sobre outros problemas de saúde, como doenças cardíacas e diabetes, com que idade foram diagnosticados, e se alguém morreu de câncer. Compartilhe essas informações e quaisquer mudanças no histórico familiar com seu profissional de saúde.

Exame físico

Durante um exame físico, um médico verificará se há sinais de doença em seu corpo.

O profissional de saúde deverá:

- Verificar sua temperatura, pressão sanguínea, pulso e frequência respiratória
- Pesá-lo
- Ouvir seus pulmões e seu coração
- Examinar seus olhos, ouvidos, nariz e garganta
- Sentir e aplicar pressão em partes de seu corpo para ver se os órgãos estão de tamanho normal, se estão macios ou duros, ou se causam dor quando tocados. Diga ao seu médico se você sentir dor.
- Sentir os linfonodos aumentados em seu pescoço, axila e virilha. Informe ao médico se você sentiu algum nódulo ou dor.
- Fazer um exame de toque retal (próstata) para verificar sua próstata.

Exames de imagens

Os exames de imagens tiram fotografias do interior do seu corpo. Esses exames são usados para descobrir e tratar o câncer de próstata. Os exames de imagem mostram o tumor primário, ou onde o câncer começou, e procuram por câncer em outras partes do corpo. Aqueles com câncer de próstata localizado em estágios muito iniciais podem não precisar de nenhum exame de imagem.

Um radiologista, um especialista que revisa as imagens dos exames, fará um relatório e o enviará ao seu médico. Seu médico discutirá os resultados com você. Fique à vontade para fazer quantas perguntas quiser.

Tomografia computadorizada

Uma tomografia computadorizada (CT ou CAT) usa raios-X e tecnologia computadorizada para tirar fotos do interior do corpo. Ela tira muitas radiografias da mesma parte do corpo a partir de ângulos diferentes. Todas as imagens são combinadas para gerar uma imagem detalhada.

Uma tomografia computadorizada do abdômen e/ou da pelve pode ser um dos exames usados para procurar câncer que se espalhou para outras áreas (metástase). Tomografias computadorizadas são ideais para ver os linfonodos e a área ao redor da próstata.

Antes da tomografia computadorizada, você pode receber contraste. Os materiais de contraste não são corantes, mas substâncias que ajudam certas áreas do corpo a se destacar. O contraste é usado para tornar as imagens mais claras. O contraste não é permanente e sairá do corpo em sua urina.

Avise seus médicos se você teve reações adversas ao contraste no passado. Isso é importante. Você pode ter de tomar medicamentos, tais como Benadryl® e prednisona, em caso de alergia ao contraste. O contraste pode não ser usado se você tiver uma alergia grave ou se seus rins não estiverem funcionando bem.

Ressonância magnética

Uma ressonância magnética (IRM) usa ondas de rádio e ímãs fortes para tirar fotos do interior do corpo. Não utiliza raios-X. Como em uma tomografia computadorizada, um material de contraste pode ser usado para tornar as imagens mais claras.

Uma ressonância magnética pode ser usada para ver mais detalhes do câncer dentro da próstata. Ela também pode ser usada para ver se o câncer se espalhou para perto dos linfonodos ou os ossos da pelve.

Rmmp

Uma ressonância magnética multiparamétrica (Rmmp) é um tipo especial de ressonância magnética. Em uma Rmmp, diversos exames são realizados sem contraste, seguida de outra ressonância magnética com contraste.

Você pode fazer mais de uma Rmmp durante o curso do tratamento. Isso pode ser feito para saber mais sobre seu câncer de próstata ou para procurar sangramentos após uma biópsia. Uma Rmmp pode ajudar a detectar certos tipos de tumores. Também pode ajudar a determinar o grupo de risco para uma vigilância ativa.

Cintilografia

Uma cintilografia usa um radiomarcador para tirar fotos do interior dos ossos. Um radiomarcador é uma substância que libera pequenas quantidades de radiação. Antes das fotos serem tiradas, o radiomarcador será injetado em sua veia. Pode levar algumas horas até que o marcador entre em seus ossos.

Uma câmera especial tirará fotos do marcador em seus ossos. Áreas com danos ósseos usam mais radiomarcadores do que ossos saudáveis e aparecem como pontos brilhantes nas fotos. Os danos nos ossos podem ser causados por câncer, tratamento de câncer ou outros problemas de saúde.

Este exame pode ser usado se você tiver dor óssea, se tiver alto risco de metástases ósseas, ou se houver mudanças em determinados resultados de exames. A cintilografia pode ser usada para monitorar o tratamento.

TRUS

Uma TRUS é um ultrassonografia transretal. Neste procedimento, uma sonda é inserida no reto onde ondas sonoras de alta energia são rebatidas nos tecidos internos para formar uma imagem chamada sonograma. Uma TRUS é usada para procurar tumores na próstata e áreas próximas. Uma TRUS também é usada para guiar biópsias.

Exames de sangue

Os exames de sangue verificam sinais de doença, como os órgãos estão funcionando e os resultados do tratamento.

PSA

Um antígeno específico da próstata (PSA) mede uma proteína feita pelas células produtoras de fluidos que revestem as pequenas glândulas dentro da próstata. Essas células são onde começa a maioria dos cânceres de próstata. Você fará esse exame com frequência. Um valor elevado do teste de PSA não significa necessariamente que você tem câncer de próstata.

Hemograma completo

Um hemograma completo (CBC) mede o número de hemácias, glóbulos brancos e plaquetas no sangue. Os glóbulos vermelhos transportam oxigênio por todo o corpo, os glóbulos brancos combatem infecções e as plaquetas controlam o sangramento.

Bioquímica sanguínea

Um exame de bioquímica sanguínea mede os níveis de diferentes produtos químicos no sangue. O câncer ou outras doenças podem fazer com que os níveis fiquem muito baixos ou muito altos.

Biópsia

Uma biópsia é um procedimento que remove amostras de fluido ou tecido. É necessária para confirmar (diagnosticar) o câncer de próstata. O tratamento do câncer de próstata muitas vezes começa após a biópsia.

Uma biópsia percutânea ou uma biópsia com agulha grossa é o tipo mais comum de biópsia de próstata. Uma agulha oca é usada para retirar uma ou mais amostras. As amostras de núcleo serão retiradas de diferentes partes de sua próstata.

As amostras da biópsia serão enviadas a um patologista. Um patologista é um especialista que testará a biópsia e fará um relatório chamado relatório de patologia. O patologista pode realizar outros exames para ver se as células cancerosas têm genes ou proteínas específicas. Essas informações ajudarão a escolher o melhor plano de tratamento para o seu tipo de câncer.

Testes genéticos

Os genes são instruções codificadas para as proteínas que suas células fazem. Uma mutação é quando algo está diferente em seus genes em relação à maioria das pessoas. As mutações podem ser transmitidas dentro de famílias ou ocorrer espontaneamente. Em outras palavras, elas podem estar presentes antes do seu nascimento (herdadas) ou surgir por danos genéticos ao longo da vida (adquiridas).

Eventualmente, os genes herdados de seus pais podem aumentar o risco de diferentes cânceres. Dependendo do histórico familiar ou de outras características de seu câncer, você pode ser encaminhado para aconselhamento e testes genéticos para saber se você tem um risco herdado de câncer.

Existem dois tipos de testes genéticos:

- Testes genéticos para o risco de câncer hereditário
- Teste de biomarcador para planejamento do tratamento do câncer

Testes genéticos

Os testes genéticos são feitos usando sangue ou saliva (expectorando em um recipiente). O objetivo é procurar por mutações na linha germinativa (herdadas). Algumas mutações podem colocá-lo em risco de mais de um tipo de câncer. Você pode passar esses genes para seus filhos. Além disso, os membros da família podem carregar essas mutações.

Exemplos de mutações da linha germinativa para câncer de próstata incluem *BRCA1, BRCA2, ATM, CHEK2, PALB2, MLH1, MSH2, MSH6* e *PMS2* (para a síndrome de Lynch). Mutações da linha germinativa, como *BRCA1* ou *BRCA2,* estão relacionadas a outros cânceres como câncer de mama, ovário, pancreático, colorretal e melanoma de pele.

Se houver suspeita de mutação na linha germinativa, você deve ser encaminhado para aconselhamento genético e teste dedicado à linha germinativa de acompanhamento. Um conselheiro genético é um especialista com treinamento específico em doenças genéticas.

Testes de linha germinativa são recomendados para aqueles com câncer de próstata e qualquer uma das condições abaixo:

- Câncer de próstata de risco alto, risco muito alto, regional ou metastático, independentemente do histórico familiar
- Ancestralidade judaica asquenazita
- Um histórico familiar de mutações de linha germinativa de alto risco como *BRCA1, BRCA2* ou síndrome de Lynch
- Um forte histórico familiar de câncer de próstata e alguns outros tipos de cânceres
- Fale com seus médicos e/ou um conselheiro genético sobre sua história familiar de câncer

Teste de biomarcadores

Nos testes de biomarcadores, uma amostra de uma biópsia de seu tumor ou material cancerígeno será testada para procurar biomarcadores ou proteínas. Essa informação é usada para escolher o melhor tratamento para você. Os testes de biomarcadores podem ser considerados para aqueles com câncer de próstata localizado, regional ou metastático. Os testes de biomarcadores podem ser chamados de perfil genético ou teste molecular.

Revisão

- Os testes são usados para planejar o tratamento e verificar se o tratamento está funcionando bem.
- Portais on-line são uma ótima maneira de acessar os resultados dos seus exames.
- Exames de sangue, de imagens e tecidos buscam sinais de doença.
- Os exames de imagem podem ser usados para verificar se o câncer se espalhou além da próstata.
- Uma biópsia é necessária para confirmar (diagnosticar) o câncer de próstata.
- Uma amostra de uma biópsia de seu tumor pode ser testada para procurar biomarcadores ou proteínas.
- Seu médico pode encaminhá-la para aconselhamento genético e testes para saber se você herdou o risco de câncer.

Traga uma lista de medicamentos, vitaminas, medicamentos de venda livre, fitoterápicos ou suplementos que você tome.

3

Estadiamento de câncer de próstata

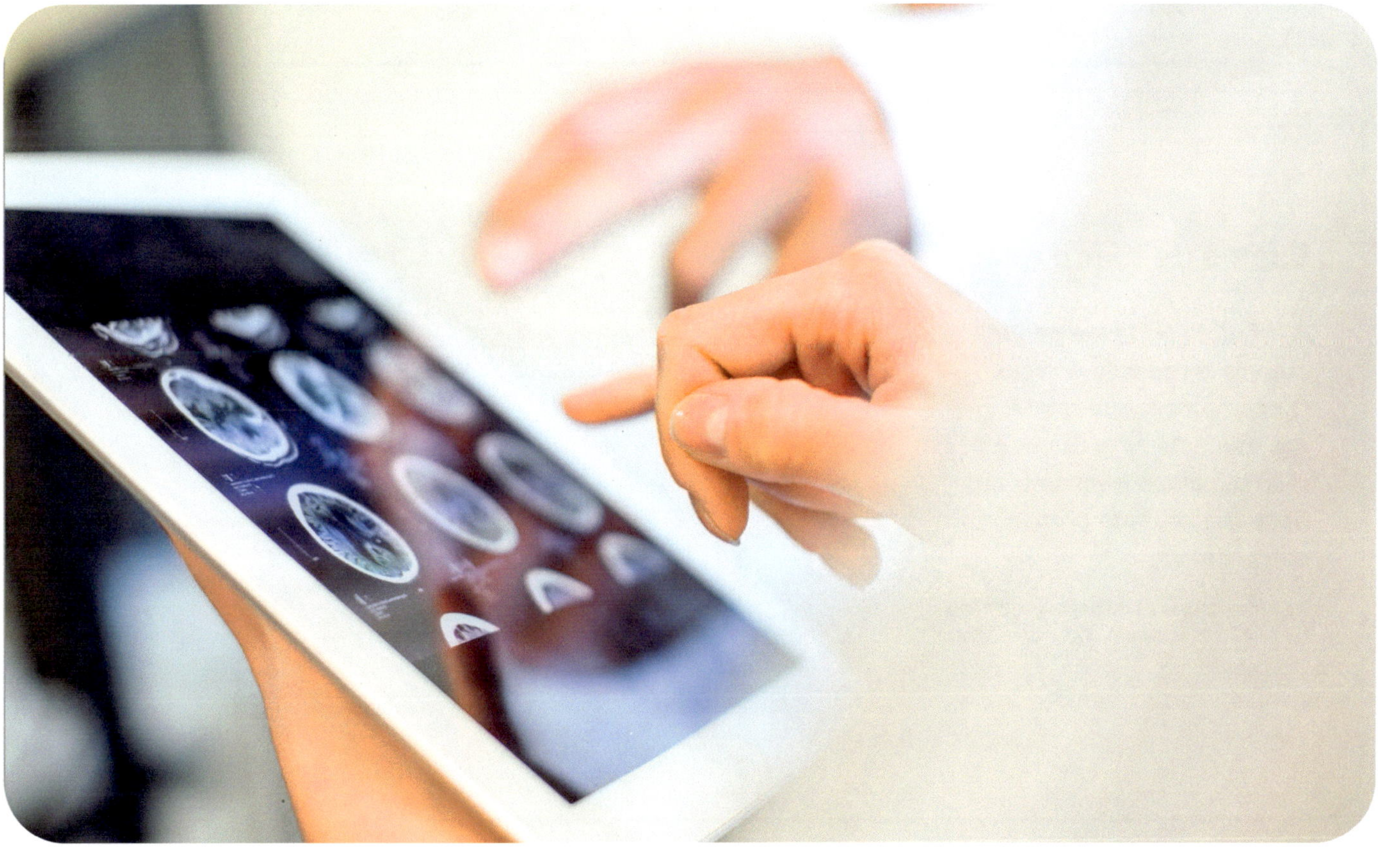

O estadiamento do câncer descreve a quantidade de câncer em seu corpo, onde ele está localizado e o subtipo que você tem. Os médicos usam o estadiamento do câncer para planejar quais tratamentos são melhores para você.

O estadiamento é baseado em uma combinação de fatores listados abaixo:

- Exame de toque retal
- PSA
- Biópsia
- Escore de Gleason
- Grau
- Escala TNM

Exame de toque retal

O exame de toque retal é usado para triagem do câncer, classificar o estágio do câncer e avaliar como seu câncer está respondendo ao tratamento. Para este exame, seu médico inserirá um dedo lubrificado e com luvas em seu reto para sentir sua próstata, em busca de anormalidades. Nem todas as partes da próstata podem ser sentidas durante este exame. É mais conhecido como exame de próstata.

PSA

Um antígeno específico da próstata (PSA) é uma proteína feita pelas células produtoras de fluidos que revestem as pequenas glândulas dentro da próstata. Essas células são onde começa a maioria dos cânceres de próstata. O PSA transforma o sêmen coagulado após a ejaculação de volta para líquido. As células normais da próstata,

Exame de toque retal

A próstata pode ser sentida através da parede do reto. O exame de toque retal é um procedimento durante o qual o médico irá inserir um dedo em seu reto para sentir sua próstata.

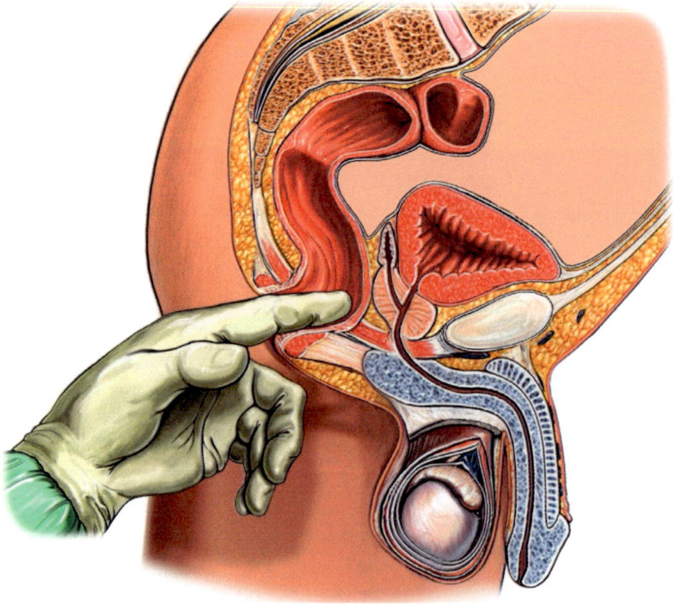

assim como as células cancerosas da próstata, produzem o PSA. Uma pequena quantidade de PSA é produzida por todas as células, mesmo em mulheres. Os resultados dos testes de PSA são uma informação utilizada para o estadiamento do câncer, planejamento do tratamento e verificação dos resultados do tratamento.

Nível de PSA

O nível sérico de PSA é medido usando uma amostra de sangue. O nível de PSA é o número de nanogramas de PSA por mililitro (ng/mL) de sangue. Os níveis normais de PSA variam de acordo com a idade e outras condições.

Quanto maior a próstata, mais PSA ela pode produzir. Próstatas grandes podem ser resultantes do câncer ou de outros problemas de saúde. Alguns medicamentos, fitoterápicos e suplementos também podem afetar o nível de PSA. O PSA aumenta após ejaculações e exercícios vigorosos, especialmente corrida ou bicicleta. Portanto, seu médico pode recomendar que você se abstenha de sexo e exercícios antes de um teste de PSA. Isso permitirá que o teste de PSA seja mais exato.

Densidade do PSA

A densidade do PSA (PSAD) é a quantidade de PSA em relação ao tamanho da próstata. É calculada dividindo o nível de PSA pelo tamanho da próstata. O tamanho da próstata é medido pelo exame de toque retal, ultrassonografia ou exame de ressonância magnética.

Recidiva do PSA

Quando os níveis de PSA aumentam após o tratamento do câncer de próstata com cirurgia ou radioterapia, é chamado de recidiva de PSA. Isso pode significar que o câncer voltou (recidiva) ou que o tratamento não conseguiu reduzir a quantidade de câncer no corpo (persistência).

Velocidade do PSA e tempo de duplicação do PSA

A velocidade do PSA mede a rapidez com que os níveis de PSA mudam ao longo de um período de tempo. A rapidez com que este nível aumenta pode ser um sinal de câncer de próstata e pode ajudar a encontrar um câncer de próstata em rápido crescimento. O tempo de duplicação do PSA (PSADT) é o tempo que leva para que o nível de PSA duplique.

Biópsia de próstata

A biópsia retira uma amostra de tecido para teste. O aumento dos níveis de PSA e o exame de toque retal anormal podem sugerir a presença de câncer. Entretanto, a única maneira de saber se você tem câncer de próstata é retirar tecido de seu corpo e solicitar que um patologista a examine ao microscópio.

Tipos de biópsias

Existem diferentes tipos de biópsias usadas para o câncer de próstata. É comum ter de fazer mais de uma biópsia. Uma biópsia pode ser guiada por ultrassom, uma ressonância magnética, ou ambos.

Biópsia percutânea

Uma biópsia percutânea ou uma biópsia com agulha grossa usa uma agulha oca para remover uma amostra de tecido. As amostras de núcleo serão retiradas de diferentes partes de sua próstata.

Biópsia transperineal

Na biópsia transperineal, uma agulha é inserida na próstata através da pele atrás dos testículos, uma área conhecida como o períneo.

Biópsia guiada por TRUS

A biópsia guiada por ultrassom transretal (TRUS) é o tipo mais comum de biópsia de próstata. Uma amostra de tecido é retirada com uma agulha oca que é inserida através do reto (transretal) e dentro da próstata. Para garantir que as melhores amostras sejam retiradas, uma TRUS é usada para guiar a agulha. A TRUS usa ondas sonoras para fazer uma imagem de sua próstata que é vista pelo médico em uma tela.

Uma agulha carregada com mola será inserida através da TRUS. O médico acionará a agulha para atravessar a parede retal e entrar na próstata. A agulha retirará o tecido do comprimento de uma moeda de um centavo e da largura de um palito de dente. Ao menos 12 amostras, chamadas de núcleos, são colhidas geralmente. Isso é feito para verificar se há câncer em diferentes áreas da próstata. As biópsias de próstata não são exames perfeitos. Elas podem não detectar o câncer.

Biópsia de fusão RM-US

Uma biópsia de fusão RM-US usa tanto uma ressonância magnética como um ultrassom. Essas imagens são então combinadas para ajudar a guiar a biópsia. Isso permitirá um melhor rastreamento do movimento da próstata. Também ajudará os médicos a identificar de qual área retirar a amostra do tecido. Uma biópsia de fusão RM-US pode ajudar a encontrar os cânceres de próstata de Grau 2 ou superior.

Biópsia do leito da próstata

Após a cirurgia para remover sua próstata, pode ser realizada uma biópsia da área para procurar sinais de que o câncer de próstata voltou ou se espalhou. Essa é chamada de biópsia do leito da próstata e pode ser feito após os exames de imagem sugerirem recidiva do câncer.

Biópsia de próstata

Existem diferentes tipos de biópsias usadas para o câncer de próstata. É comum ter de fazer mais de uma biópsia. Esta é a imagem de uma biópsia transperineal.

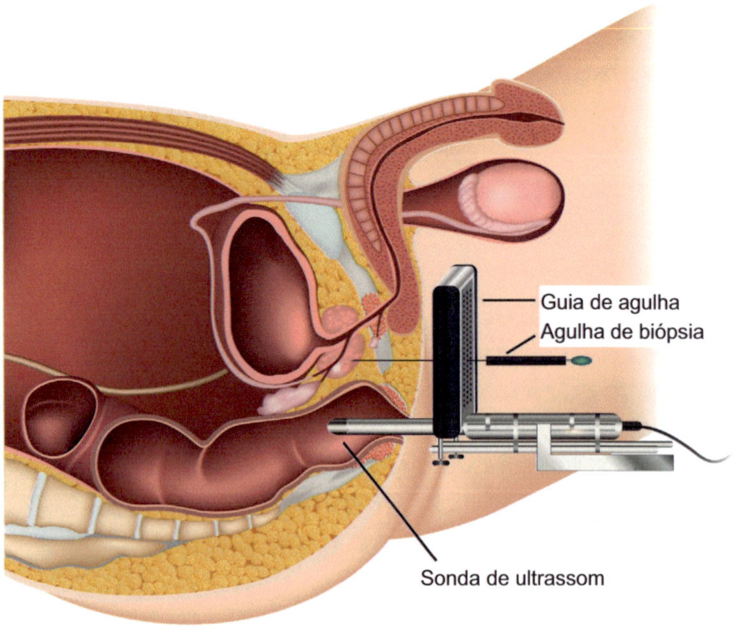

Escore de Gleason

O escore de Gleason descreve o quão agressivo é um câncer de próstata. Um patologista atribui esta pontuação após estudar a biópsia sob um microscópio. Pode ser útil que um segundo patologista avalie sua biópsia para ter certeza de que o escore de Gleason é o mesmo. O escore de Gleason é apenas um dos fatores usado pelos médicos para planejar o tratamento.

O escore de Gleason é composto de duas notas. O escore de Gleason varia de 1 a 5. Uma nota baixa de 1 significa que as células cancerosas em sua biópsia se parecem muito com o tecido normal e saudável. Isso é chamado de bem diferenciado. As células de aparência muito anormal sob o microscópio são chamadas mal diferenciadas ou indiferenciadas, e têm um grau de 4 ou 5. Quanto maior o grau, mais anormal a aparência da biópsia e mais agressivo é o câncer. A maioria dos cânceres de próstata é de grau 3 ou superior.

Os tumores da próstata recebem duas classes. Um grau primário é dado para descrever as células cancerosas na maior área do tumor. Um grau secundário é dado para descrever as células cancerosas na segunda maior área do tumor. Quando estes graus são somados, é chamado de escore de Gleason. Por exemplo, 3+4= um escore de Gleason de 7.

O escore de Gleason varia de 2 a 10, mas a maioria dos cânceres de próstata tem pontuação de 6 a 10. O escore de Gleason na faixa de 8 a 10 significa que é mais provável que o câncer cresça e se propague rapidamente do que um câncer de grau inferior. Consulte Guia 1.

Guia 1
Resumo do escore de Gleason

6 ou menos	• É provável que o câncer cresça e se propague muito lentamente. • Se o câncer for pequeno, pode levar muitos anos até que se torne um problema. Talvez você nunca precise de tratamento para o câncer. • Também chamado de **grau baixo.**
7	• É provável que o câncer cresça e se propague a um ritmo moderado. • Se o câncer for pequeno, pode levar vários anos até que se torne um problema. Para evitar problemas, o tratamento pode ser necessário. • Também chamado de **grau intermediário.**
8, 9, ou 10	• É provável que o câncer cresça e se propague rapidamente. • Se o câncer for pequeno, pode levar alguns anos até que se torne um problema. Para evitar problemas, o tratamento imediato é necessário. • Também chamado de **alto grau.**

Graus

Os escores de Gleason estão organizados em graus. Os graus visam uma classificação mais simples e precisa. Este método ajuda a evitar o tratamento excessivo para aqueles com câncer de próstata de baixo grau. O grau é apenas um dos fatores usado pelos médicos para planejar o tratamento.

Existem 5 graus de classificação. O Grau 2 e o Grau 3 têm ambos um escore de Gleason de 7. A diferença é que o câncer de Grau 3 é mais grave. Se você olhar o primeiro número no padrão Gleason (4+3) no Grau 3, ele é maior do que no Grau 2 (3+4). Lembre-se que o primeiro número ou grau primário é dado para classificar o câncer na maior área do tumor. Consulte Guia 2.

Guia 2
Grau

1	• Escore de Gleason 6 ou menos • Padrão de Gleason 1+3, 2+3, 3+3
2	• Escore de Gleason 7 • Padrão de Gleason 3+4
3	• Escore de Gleason 7 • Padrão de Gleason 4+3
4	• Escore de Gleason 8 • Padrão de Gleason 4+4, 3+5, 5+3
5	• Escore de Gleason 9 ou 10 • Padrão de Gleason 4+5, 5+4, 5+5

Escala TNM

A American Joint Committee on Cancer (AJCC) criou uma maneira de descrever a quantidade de câncer em seu corpo, onde ele está localizado e o subtipo que você tem. Isso é chamado de estadiamento. O estadiamento é necessário para tomar decisões de tratamento.

O sistema tumor, linfonodo, metástase (TNM) é usado para estadiar o câncer de próstata. Neste sistema, as letras T, N e M descrevem diferentes áreas de crescimento do câncer. Com base nos resultados dos testes de câncer, seu médico atribuirá uma pontuação ou um número a cada letra. Quanto maior o número, maior o tumor ou mais o câncer se espalhou. Essas notas serão combinadas para atribuir um estágio ao câncer. Um exemplo de TNM pode ser como este: T2, N0, M0. Consulte Guia 3.

- **T (tumor)** - Tamanho do tumor principal (primário) e se ele cresceu fora da próstata
- **N (linfonodo)** - Se o câncer se espalhou para perto dos linfonodos
- **M (metástase)** - Se o câncer se espalhou para partes distantes do corpo ou sofreu metástase

O estadiamento do câncer geralmente é realizado duas vezes.

- O **estágio clínico (c)** é a classificação dada antes de qualquer tratamento. É baseado em um exame físico, biópsia e testes de imagem.
- O **estágio patológico (p)** ou cirúrgico é determinado pelo exame do tecido removido durante a cirurgia.

Guia 3
Estágio do câncer de próstata pelo estadiamento TNM

Estágio	Tumor primário (T)	Linfonodos regionais (N)	Metástase distante (M)
Localizado	**T1** O tumor não pode ser sentido durante um exame de toque retal e não é encontrado em exames de imagem, mas o câncer está presente.	**N0** Não há câncer nos linfonodos próximos.	**M0** O câncer não se espalhou para outras partes do corpo.
	T2 O tumor é sentido durante o exame de toque retal e é encontrado somente na próstata.	**N0**	**M0**
	T3 O tumor rompeu a camada externa da próstata. Ele pode ter crescido para a(s) vesícula(s) seminal(is).	**N0**	**M0**
	T4 O tumor cresceu fora da próstata em estruturas próximas, como a bexiga, reto, músculos pélvicos e/ou parede pélvica.	**N0**	**M0**
Regional	**Qualquer T**	**N1** Há câncer (metástase) nos linfonodos próximos.	**M0**
Metastático	**Qualquer T**	**Qualquer N**	**M1** O câncer se espalhou para outras partes do corpo (metástase).

T = Tumor

Os tumores **T1** não podem ser sentidos durante um exame de toque retal e não são encontrados em exames de imagem, mas o câncer está presente. O câncer pode ser encontrado por acaso durante uma biópsia ou cirurgia para outro problema de saúde relacionado com a próstata ou bexiga. Esses são chamados de achado incidental.

- **T1a** significa que o câncer incidental foi encontrado em **5 por cento (5%) ou menos** do tecido removido.
- **T1b** significa que o câncer incidental foi encontrado em **mais de 5 por cento (5%)** do tecido removido.
- Os tumores **T1c** são encontrados por biópsia com agulha em um ou ambos os lados da próstata.

Os tumores **T2** podem ser sentidos pelo médico durante um exame de toque retal. Eles também podem ser vistos em um exame de imagem. A pontuação T2 se baseia no fato de o câncer estar em um ou ambos os lados da próstata. Os tumores T2 são encontrados apenas na próstata.

- Os tumores **T2a** são encontrados apenas na próstata.
- Os tumores **T2b** envolvem mais da metade de um lado da próstata, mas não estão em ambos os lados.
- Os tumores **T2c** cresceram em ambos os lados da próstata.

Os tumores **T3** romperam a camada externa da próstata. Eles podem ter atingido o tecido conjuntivo ao redor da próstata ou o colo da bexiga.

- Os tumores **T3a** cresceram fora da próstata, mas não na(s) vesícula(s) seminal(ais).
- Os tumores **T3b** cresceram fora da próstata e na(s) vesícula(s) seminal(ais).

Os tumores **T4** cresceram fora da próstata em estruturas próximas, como a bexiga, reto, músculos pélvicos e/ou parede pélvica.

N = Linfonodo

Existem centenas de linfonodos em todo o seu corpo. Eles funcionam como filtros para ajudar a combater infecções e remover elementos prejudiciais de seu corpo. Os linfonodos próximos à próstata incluem os linfonodos hipogástricos, obturadores, ilíacos internos e externos e os linfonodos sacrais. Seu médico pode se referir aos linfonodos da pelve como linfonodos pélvicos. Na maioria das vezes, o câncer de próstata se propaga para os linfonodos ilíaco externo, ilíaco interno ou obturador. O câncer que se espalhou para os linfonodos próximos à próstata é mostrado como N1.

M = Metastático

O câncer que se espalhou para parte distantes do corpo é mostrado como M1. O câncer de próstata tende à metástase nos ossos e pode se espalhar para o fígado, pulmões, linfonodos distantes e outros órgãos.

Estágios do câncer de próstata

Há muitas maneiras de descrever o câncer de próstata. Isso pode ser muito confuso.

Câncer de próstata localizado

O câncer de próstata localizado é um câncer que se encontra apenas na próstata. Não se espalhou para linfonodos ou órgãos distantes.

O estadiamento TNM para o câncer de próstata localizado pode ser um dos seguintes:

- T1, N0, M0
- T2, N0, M0
- T3, N0, M0
- T4, N0, M0

Câncer de próstata localmente avançado

Localmente avançado é um termo usado por alguns médicos para descrever o câncer de próstata que se espalhou para os linfonodos ou órgãos próximos, como a bexiga ou o reto. Este termo pode não ser usado da mesma maneira por todos os médicos. Se seu médico usa este termo para descrever seu câncer, pergunte o que ele quer dizer.

Câncer de próstata regional

Regional significa que o câncer de próstata se espalhou para os linfonodos próximos (N1). Os linfonodos próximos incluem os linfonodos hipogástricos, obturadores, ilíacos internos e externos e os linfonodos sacrais. Na maioria das vezes, o câncer de próstata se propaga para os linfonodos ilíaco externo, ilíaco interno ou obturador.

O estadiamento TNM para o câncer de próstata regional é:

- Qualquer T, N1, M0

Câncer de próstata avançado

Câncer de próstata avançado é o câncer que não pode ser curado com cirurgia ou radiação. O câncer de próstata pode ser metastático, mas não sempre. Por exemplo, a recorrência bioquímica se refere a um estado no qual o PSA está aumentando e sugere recidiva do câncer, mas não há câncer visível nas varreduras.

Câncer de próstata metastático

O câncer de próstata metastático (M1) se espalhou para partes distantes do corpo.

O estadiamento TNM para o câncer de próstata metastático é:

- Qualquer T, qualquer N, M1

Revisão

- O estadiamento do câncer descreve a quantidade de câncer no corpo e onde ele está localizado.
- O estadiamento do câncer de próstata é baseado no exame de toque retal, PSA, biópsia de próstata, escore de Gleason, Grau, e estadiamento TNM.
- O exame de toque retal, PSA, e a biópsia de próstata ajudam a determinar o tamanho de um tumor.
- O escore de Gleason descreve o quão agressivo é um câncer de próstata.
- Os escores de Gleason são organizados em graus para um tratamento mais preciso.
- O sistema tumor, linfonodo, metástase (TNM) é usado para estadiar o câncer de próstata.

4 Planejando seu tratamento

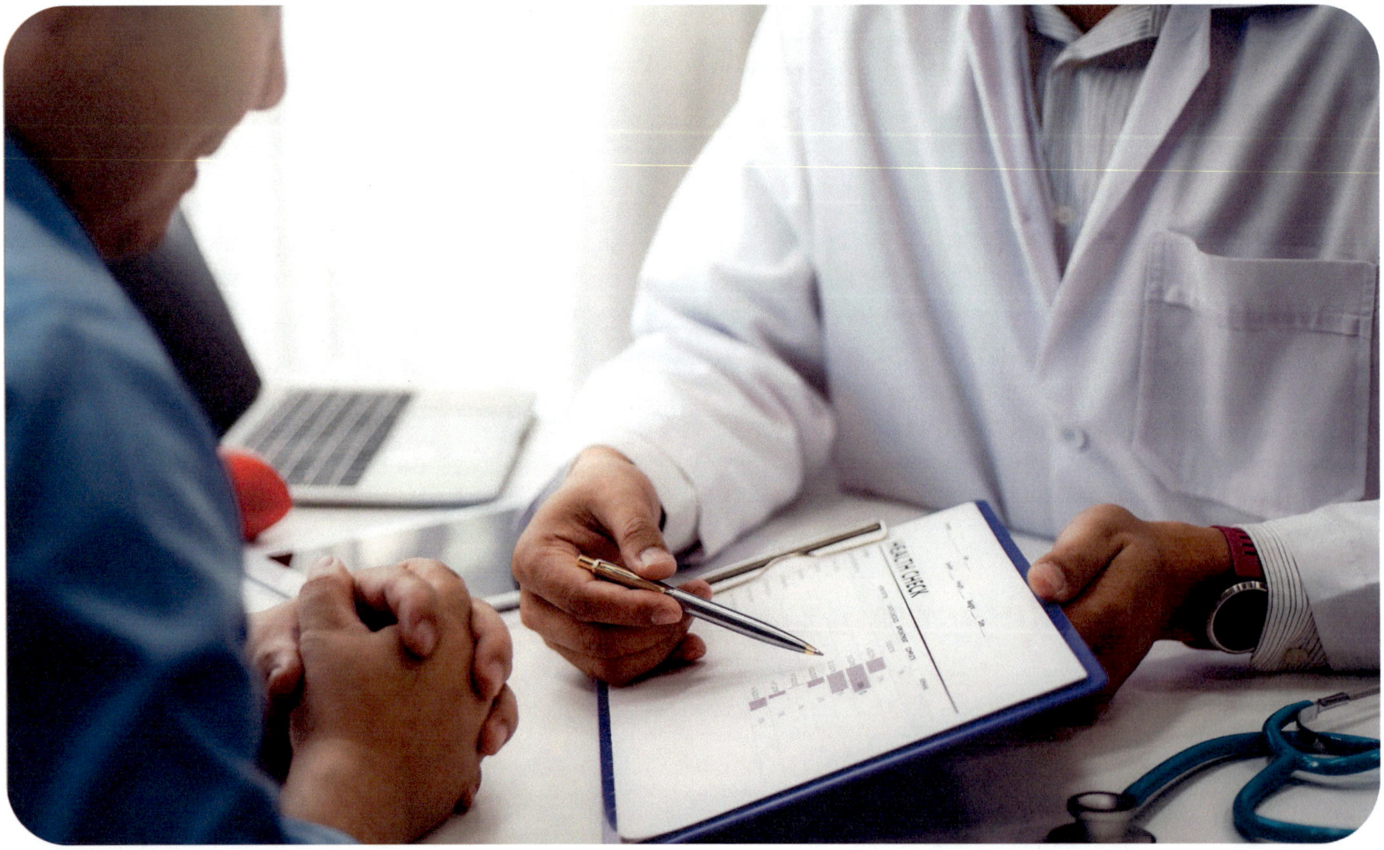

Diversos fatores fazem parte do planejamento do tratamento. Suas necessidades pessoais são importantes. Este capítulo discute a expectativa de vida, grupos de risco e outros fatores que fazem parte do planejamento do tratamento.

Expectativa de vida

A expectativa de vida é o tempo médio de vida de uma pessoa. Ela é medida em anos. A estimativa de sua expectativa de vida é um fator importante para decidir quais exames e tratamentos você vai precisar.

O câncer de próstata em geral cresce lentamente. Pode não haver benefício em fazer exames ou continuar o tratamento se você não tiver nenhum sintoma ou se tiver outras condições de saúde que ofereçam mais riscos para a vida.

Avaliação de risco

A avaliação de risco estima o risco geral ou a chance de que algo aconteça no futuro. No caso do câncer de próstata, uma avaliação de risco ajudará a planejar o melhor tratamento para você. Antes e durante o tratamento, serão coletadas informações sobre você e seu câncer. Sua avaliação de risco pode mudar com o tempo.

Seus médicos considerarão a probabilidade do câncer:

- Se espalhar, até que ponto e com que rapidez
- Responder a determinados tratamentos
- Retornar (chamada recidiva)

Os médicos utilizam estas ferramentas na avaliação de risco:

- Expectativa de vida
- Grupos de risco
- Nomogramas
- Testes moleculares (às vezes)

A avaliação de risco não é uma garantia. A forma como sua doença pode progredir é incerta. Você pode se sair melhor ou pior do que sua avaliação de risco.

Grupos de risco

As opções de tratamento para o câncer de próstata são baseadas em seu grupo de risco. As seguintes informações são usadas para determinar seu grupo de risco:

- Escala TNM
- Escore de Gleason e/ou grau
- Valores de PSA
- Resultados da biópsia

Quando você é inicialmente diagnosticado, você é colocado em um grupo de risco inicial. Os grupos de risco são para doença localizada. Consulte Guia 4.

Os grupos de risco inicial são:

- Muito baixo
- Baixo
- Intermediário favorável
- Intermediário desfavorável
- Alto
- Muito alto

Guia 4
Grupos de risco inicial

<table>
<tr><td>Muito baixo</td><td colspan="3">Inclui todos os seguintes:
• Estágio T1c
• Grau 1
• PSA de menos de 10 ng/mL
• Câncer em 1 a 2 núcleos de biópsia com no máximo a metade mostrando câncer
• Densidade do PSA de menos de 0,15 ng/mL/g</td></tr>
<tr><td>Baixo</td><td colspan="3">Inclui todos os seguintes:
• Estágio T1 a T2a
• Grau 1
• PSA de menos de 10 ng/mL</td></tr>
<tr><td rowspan="2">Intermediário</td><td rowspan="2">Inclui todos os seguintes:
• Ausência de características do grupo de alto risco
• Ausência de características do grupo de risco muito alto
• 1 ou mais dos seguintes fatores de risco intermediários:
- Estágio T2b ou T2c
- Grau 2 ou 3
- PSA de 10 a 20 ng/mL</td><td>Favorável</td><td>Inclui todos os seguintes:
• 1 fator de risco intermediário
• Grau 1 ou 2
• Menos da metade dos núcleos de biópsia mostram câncer.</td></tr>
<tr><td>Desfavorável</td><td>Tem um ou mais dos seguintes:
• 2 ou mais fatores de risco intermediários
• Grau 3
• Mais da metade dos núcleos de biópsia mostram câncer.</td></tr>
<tr><td>Alto</td><td colspan="3">Tem um dos seguintes:
• Estágio T3a
• Grau 4
• Grau 5
• PSA de mais de 20 ng/mL</td></tr>
<tr><td>Muito alto</td><td colspan="3">Tem um dos seguintes:
• Estágio T3b a T4
• Padrão 5 de Gleason primário
• Mais de 4 núcleos de biópsia com Grau 4 ou 5</td></tr>
</table>

Nomogramas regionais

O nomograma prevê o curso que seu câncer vai tomar, chamado de prognóstico. Ele usa a matemática para comparar você e seu câncer de próstata com outros homens que foram tratados para o câncer de próstata. Os nomogramas podem ser usados para prever a extensão do câncer e os resultados a longo prazo de uma cirurgia ou outro tratamento. O nomograma que prevê a probabilidade de propagação do câncer de próstata para seus linfonodos pélvicos pode ser usado na tomada de decisões de tratamento. Além dos grupos de risco e outros fatores, os nomogramas são usados para planejar o tratamento.

Testes moleculares de tumores

As moléculas são partículas muito minúsculas encontradas nas células de seu corpo. Existem testes específicos que medem certas moléculas e biomarcadores. Um biomarcador pode ser uma molécula secretada por um tumor ou uma resposta específica no corpo na presença do câncer. Quando os biomarcadores são encontrados, o câncer pode estar presente. O PSA é um exemplo de um biomarcador usado na detecção do câncer de próstata. Esse biomarcador é encontrado em um exame de sangue.

Alguns testes moleculares são feitos usando tecido de próstata ou linfonodo que foi removido durante a biópsia. Os resultados destes e de outros testes podem ajudar a escolher um plano de tratamento que seja adequado para você.

Se o seu médico recomendar testes moleculares, isso seria além dos testes padrão, tais como PSA, escore de Gleason e exames de imagens. Você pode ter de fazer esse teste para ver como seu corpo está respondendo ao tratamento do câncer de próstata. Um teste molecular de tumor também é conhecido como um ensaio ou análise molecular. Se você tiver alguma dúvida sobre o motivo de fazer um teste ou o que ele significa, pergunte à sua equipe de atendimento.

Equipe de tratamento

O tratamento do câncer de próstata é feito em equipe. **É importante consultar tanto um oncologista radioterápico quanto um urologista para discutir qual abordagem de tratamento é a mais adequada para você.**

Alguns membros de sua equipe de atendimento estarão com você durante todo o tratamento do câncer, enquanto outros estarão presentes apenas em parte dele. Conheça a sua equipe de atendimento e deixe que o conheçam.

Dependendo de seu diagnóstico, sua equipe pode incluir o seguinte:

- **Seu médico clínico geral** lida com cuidados médicos não relacionados ao câncer. Essa pessoa pode ajudá-lo a expressar seus sentimentos sobre os tratamentos para sua equipe de tratamento do câncer.
- **O patologista** interpreta testes em células, tecidos e órgãos removidos durante uma biópsia ou cirurgia.
- **O radiologista de diagnóstico** lê os resultados das radiografias e outros exames de imagem.
- **O anestesiologista** aplica a anestesia, um medicamento para que você não sinta dor durante cirurgias ou procedimentos.
- **O urologista** é um especialista no trato urinário masculino e feminino e nos órgãos reprodutores masculinos.
- **O oncologista urológico** é especialista em diagnóstico e tratamento de cânceres do trato urinário masculino e feminino e dos órgãos reprodutores masculinos.
- **O radiologista intervencionista** realiza biópsias de tumores com agulha.
- **O oncologista cirúrgico** realiza operações para remover o câncer.

- **O oncologista radioterápico** prescreve e planeja a radioterapia para tratar o câncer.
- **O oncologista clínico** trata o câncer em adultos usando terapia sistêmica, como a quimioterapia O oncologista clínico será quem coordenará seu tratamento em geral. Pergunte quem irá coordenar seu tratamento.
- **Os profissionais de saúde avançada** são uma parte importante de qualquer equipe. Eles são os enfermeiros e assistentes licenciados que monitoram sua saúde e prestam cuidados.
- **Os residentes** são médicos que continuam seu treinamento, alguns para se tornarem especialistas em uma determinada área da medicina.
- **Os enfermeiros oncológicos** oferecem cuidado direto, como administrar terapia sistêmica, administrar seu tratamento, responder perguntas e ajudá-lo a lidar com os efeitos colaterais.
- **Nutricionistas** podem oferecer orientações sobre quais alimentos ou dietas são mais adequados para sua condição particular.
- **Psicólogos e psiquiatras** são especialistas em saúde mental que podem ajudar a administrar questões como depressão, ansiedade ou outras condições de saúde mental que podem afetar como você se sente.
- **Os conselheiros genéticos** são especialistas que podem ajudar a interpretar como seu histórico familiar pode impactar seu tratamento.

Você conhece seu corpo melhor do que ninguém. Ajude os outros membros da equipe a entender:

- Como você se sente
- O que você precisa
- O que está funcionando e o que não está

Mantenha uma lista de nomes e informações de contato para cada membro de sua equipe. Isso facilitará para você e qualquer pessoa envolvida em seus cuidados saber quem contatar com perguntas ou preocupações.

Revisão

Os médicos planejam o tratamento usando diversas fontes de informação.

- A expectativa de vida é o número de anos que você provavelmente viverá. Ela é usada para planejar o tratamento.
- O nomograma prevê o curso que seu câncer vai tomar, chamado de prognóstico.
- A avaliação de risco é usada para planejar o tratamento. Uma avaliação de risco consiste em expectativa de vida, grupos de risco, nomogramas e possíveis testes moleculares de tumor.
- Você será colocado em um grupo de risco inicial. Ele é baseado em sua escala TNM, escore de Gleason e/ou grau, valores PSA, e resultados de biópsia. O tratamento inicial será baseado em seu grupo de risco inicial.
- Os efeitos colaterais do câncer de próstata podem incluir retenção urinária, incontinência urinária e disfunção erétil.

Como a cirurgia e a radioterapia têm taxas de cura similares, é importante consultar tanto um oncologista radioterápico quanto um urologista para discutir qual abordagem de tratamento é a mais adequada para você.

5

Tratamento do câncer de próstata

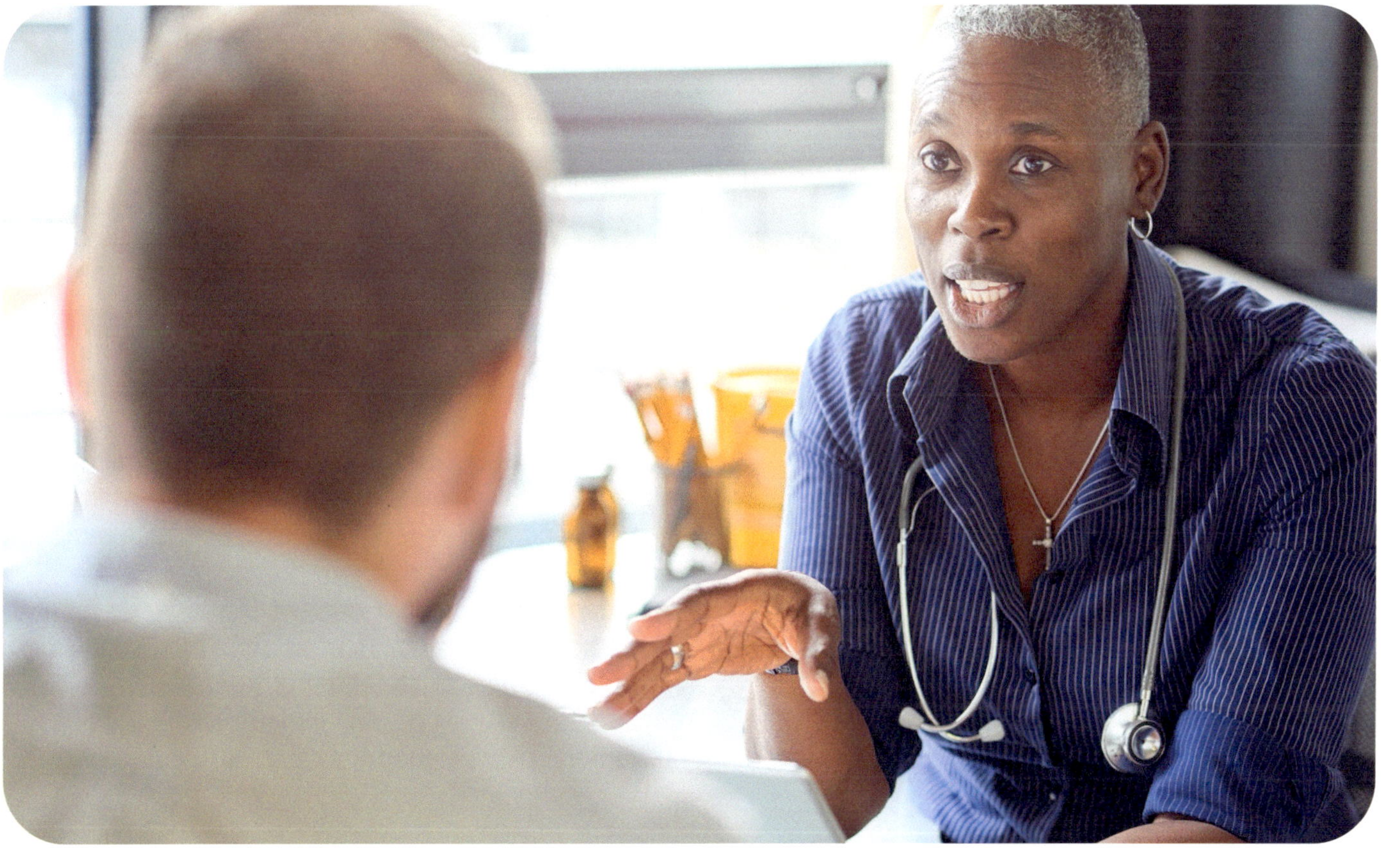

Existe mais de um tratamento para o câncer de próstata. Este capítulo descreve as opções de tratamento e o que esperar. Discuta com seu médico qual tratamento pode ser o melhor para você.

O câncer de próstata geralmente é uma doença de crescimento lento. É uma doença complexa com muitas opções de tratamento. O tratamento pode ser local, sistêmico, ou uma combinação de ambos. As terapias locais visam áreas específicas do corpo que contêm células cancerosas. As terapias sistêmicas atacam as células cancerosas em todo o corpo.

Existem 2 tipos de tratamentos:

- A **terapia local** se concentra em uma determinada área. No câncer de próstata, este tratamento pode incluir cirurgia e radioterapia.
- A **terapia sistêmica** funciona em todo o corpo. Ela inclui terapia hormonal, quimioterapia ou outros tratamentos criados para manter ou melhorar sua qualidade de vida.

As opções de tratamento são descritas a seguir.

Observação

A observação envolve o monitoramento do câncer de próstata e a observação de sintomas. Um aumento do nível de PSA ou uma mudança no exame de toque retal pode ser um sinal de que você terá sintomas em breve. O objetivo é evitar os sintomas pouco antes que eles comecem. Isso é para que você tenha uma boa qualidade de vida. O tratamento é focado na paliação ou no alívio dos sintomas, em vez de curar o câncer. Ele é diferente da vigilância ativa.

A vigilância ativa vigia os sinais de que seu câncer está progredindo a fim de curá-lo antes que piore.

Vigilância ativa

Vigilância ativa é um termo usado para descrever um plano que vigia de perto sua condição. Ela também pode ser chamada de observar e esperar. Durante esse tempo, você fará exames regularmente, incluindo biópsias, para procurar mudanças no crescimento do tumor. Você não fará nenhum tratamento de câncer durante a vigilância ativa.

Como os pequenos tumores podem crescer muito lentamente, é possível esperar para tratar o câncer de próstata até que o tumor cresça mais. A cirurgia e outras formas de tratamento têm efeitos colaterais. Se você puder atrasar o tratamento, então você poderá retardar os efeitos colaterais do tratamento.

Fatores que devem ser considerados para determinar se a vigilância ativa é uma opção para você:

- Sua expectativa de vida
- Sua saúde geral
- Características ou qualidades únicas de seu tumor
- Possíveis efeitos colaterais do tratamento
- Seus desejos em relação ao tratamento

A etnia também deve ser considerada quando se pensa em vigilância ativa. Homens afro-americanos com câncer de próstata de risco aparente muito baixo podem ter um tumor de alto grau não encontrado durante a biópsia. O câncer de próstata em homens afro-americanos pode piorar mais rapidamente e pode ter um grau mais alto de Gleason ou mais células cancerosas do que em homens caucasianos-americanos.

Para determinar se você é um bom candidato para a vigilância ativa, seu médico deve considerar:

- Rmmp
- Biópsia de próstata

Os exames durante a vigilância ativa incluem:

- PSA ao menos a cada 6 meses ou conforme necessário
- Exame de toque retal a cada 12 meses, no máximo, ou conforme necessário
- Repetir biópsia de próstata a cada 12 meses, no máximo, ou conforme necessário
- Repetir Rmmp a cada 12 meses, no máximo, ou conforme necessário

Não há consenso entre os médicos quanto à necessidade e a frequência de biópsias repetidas. Alguns médicos repetem as biópsias a cada ano e outros as fazem com base nos resultados dos exames. Exemplos desses resultados de exames incluem aumento no nível de PSA, mudança no exame de toque retal, ou uma ressonância magnética mostrando uma doença mais agressiva.

A decisão de fazer uma biópsia de repetição deve equilibrar os benefícios e riscos potenciais. Os riscos incluem infecção e outros efeitos colaterais. Se 10 ou menos núcleos forem retirados e os resultados não forem claros, você poderá fazer uma biópsia repetida dentro de 6 meses após ter sido diagnosticado com câncer de próstata. Se sua estimativa de vida provável for de menos de 10 anos e estiver em observação, talvez não tenha de repetir a biópsia de próstata.

Existem debates sobre quais eventos durante a vigilância ativa devem sinalizar o início do tratamento. A decisão de iniciar o tratamento deve ser baseada no julgamento de seu médico e em seu desejo pessoal.

Cirurgia

A cirurgia é um procedimento para remover o câncer do corpo. O tumor é removido juntamente com algum tecido prostático de aparência normal ao redor de sua borda, chamado de margem cirúrgica. Uma margem livre ou negativa (R0) é quando não são encontradas células cancerosas no tecido ao redor da borda do tumor. Em uma margem positiva (R1), as células cancerosas são encontradas no tecido com aparência normal ao redor do tumor. Uma margem negativa (R0) é o melhor resultado.

A cirurgia pode ser usada como o tratamento principal ou primário. Ela pode ser apenas uma parte de um plano de tratamento. O tipo de cirurgia que você recebe depende do tamanho e da localização do tumor. Depende também se há câncer em algum órgão ou tecido circundante.

Existem dois tipos de cirurgia:

- Cirurgia aberta
- Cirurgia minimamente invasiva (cirurgia laparoscópica ou robótica)

Cirurgia aberta

A cirurgia aberta remove a próstata através de um grande corte ou incisão. A incisão grande permite que seu médico visualize e acesse diretamente o tumor para removê-lo.

Cirurgia minimamente invasiva

A cirurgia minimamente invasiva utiliza várias pequenas incisões ou cortes em vez de um grande corte. São inseridas pequenas ferramentas através de cada incisão para realizar a cirurgia. Uma das ferramentas, chamada laparoscópio, é um tubo longo com uma câmera de vídeo no final. A câmera permite que seu médico veja sua próstata e outros tecidos dentro de seu corpo. Outras ferramentas também são usadas para remover o tumor. A cirurgia laparoscópica também pode ser feita usando braços robóticos para controlar as ferramentas cirúrgicas. Isso é chamado de cirurgia laparoscópica assistida por robô.

Prostatectomia radical

A prostatectomia radical remove a próstata inteira, vesículas seminais e alguns tecidos próximos. Os linfonodos pélvicos podem ser removidos.

A prostatectomia radical em geral é usada na ocorrência de todas as condições abaixo:

- O tumor é encontrado apenas na próstata
- O tumor pode ser removido completamente com cirurgia
- Você tem uma expectativa de vida de 10 ou mais anos
- Você não tem outras condições graves de saúde

A prostatectomia radical pode ser uma opção para aqueles com câncer de próstata de alto risco ou de risco muito alto em certos casos. Nesses casos, a cirurgia será seguida de radioterapia.

A prostatectomia radical é complexa e requer grande habilidade. Os cirurgiões com experiência neste tipo de cirurgia geralmente têm melhores resultados.

Após a prostatectomia radical, um cateter será inserido em sua uretra para permitir a cicatrização da uretra. Ele permanecerá colocado por 1 a 2 semanas após a cirurgia. Será mostrado a você como cuidar dele enquanto estiver em casa. Se retirado muito cedo, você poderá perder o controle de sua bexiga (incontinência urinária) ou ser incapaz de urinar devido ao tecido cicatricial.

A prostatectomia radical pode ser uma cirurgia aberta ou minimamente invasiva. O estadiamento antes de uma prostatectomia radical é chamado de **estadiamento clínico (c)**. Após uma prostatectomia radical, sua próstata será testada para confirmar o estágio de câncer. Isso é chamado de **estadiamento patológico (p)**.

Métodos abertos para a prostatectomia radical

A próstata pode ser removida através de um grande corte em sua pelve ou entre as pernas

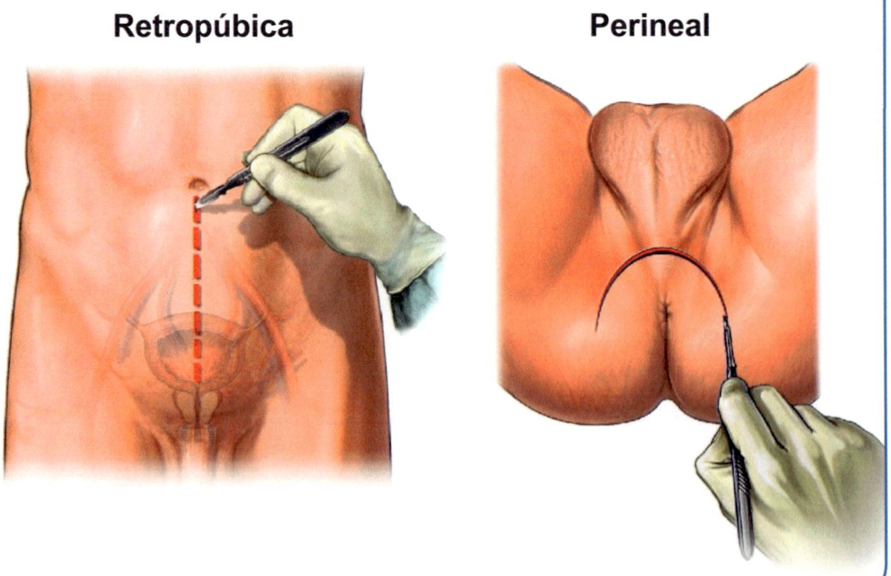

Existem dois tipos de prostatectomias radicais abertas:

- Retropúbica
- Perineal

Prostatectomia radical retropúbica

Esta cirurgia remove o tecido através de um corte que vai do umbigo até a base do pênis. Durante a operação, você ficará deitado de costas em uma mesa com as pernas ligeiramente mais altas que a cabeça.

Antes de remover sua próstata, algumas veias e sua uretra serão cortadas para liberar a área. As vesículas seminais serão removidas junto com sua próstata. Após a remoção de sua próstata, a uretra será reconectada à bexiga.

Os feixes de nervos cavernosos estão em ambos os lados de sua próstata. Eles são necessários para ereções naturais. A prostatectomia com preservação de nervos será feita se for provável que seus nervos cavernosos estejam livres de câncer. Entretanto, se houver suspeita de câncer, então um ou ambos os feixes de nervos serão removidos. Se forem removidos, boas ereções ainda serão possíveis com a ajuda de medicamentos. Você ainda pode ter orgasmos com ou sem esses nervos.

Prostatectomia radical perineal

Em uma prostatectomia radical perineal, é feito um corte no períneo. O períneo é a área entre o escroto e o ânus.

A próstata e vesículas seminais serão removidas após serem separadas dos tecidos próximos. Será feita uma tentativa de poupar os nervos próximos. Após a remoção da próstata, a uretra será reconectada à bexiga. Os linfonodos não podem ser removidos nesta operação.

Após a cirurgia

A maioria dos homens tem incontinência urinária e disfunção erétil temporárias após a prostatectomia radical. Esses dois efeitos colaterais podem ser de curta duração, mas para alguns homens serão problemas para toda a vida.

Há um risco maior de disfunção erétil se

- Você for mais velho
- Você tiver problemas de ereção antes da cirurgia
- Seus nervos cavernosos estiverem danificados ou forem removidos durante a cirurgia

Se os nervos cavernosos forem removidos, não há comprovação de que os enxertos nervosos ajudarão a restaurar a capacidade de ter ereções. Apoios, como medicamentos, ainda são necessários.

A remoção da próstata e das vesículas seminais fará com que você tenha orgasmos secos. Isso significa que não haverá sêmen e que você não poderá ter filhos.

Dissecção pélvica linfonodal

A dissecção pélvica linfonodal (DPL) é uma operação para remover os linfonodos da pelve. Ela pode ser feita como cirurgia aberta retropúbica, laparoscópica ou robótica. A DPL é geralmente parte de uma prostatectomia radical.

A DPL estendida remove mais linfonodos do que uma DPL limitada. A DPL estendida é preferível. Ela encontra metástases com frequência aproximadamente duas vezes maior que uma DPL limitada. Ela também estadia o câncer de maneira mais completa e pode curar alguns homens com metástases muito pequenas (microscópicas).

Radioterapia

A radioterapia (RT) pode ser usada como tratamento principal ou primário, em vez da cirurgia. A RT usa radiação de alta energia de raios-x, raios gama e outras fontes para matar células cancerosas e encolher tumores. Ela é aplicada durante um certo período. A radiação pode ser usada para curar o câncer em vez da cirurgia. Ela pode ser dada após a cirurgia para reduzir a chance de que o câncer volte. Além disso, se o PSA começar a subir após a cirurgia, a RT pode ser recomendada para tentar matar as células cancerosas que possam ter sido deixadas para trás.

Existem dois tipos principais de radioterapia:

- A **Radioterapia de feixe externo** (EBRT) utiliza uma máquina fora do corpo para direcionar a radiação para o(s) tumor(es).
- A **Radiação interna** é colocada no interior do corpo de forma sólida como sementes. Isso é chamado de braquiterapia.

EBRT

Existe mais de um tipo de EBRT usado no tratamento do câncer de próstata, que permite doses mais seguras e mais altas de radiação.

Os tipos de EBRT que podem ser usados no tratamento do câncer incluem:

- A **Terapia de radiação corporal estereotáxica** (SBRT) utiliza feixes de radiação de alta energia para tratar cânceres em até cinco tratamentos.
- A **Radioterapia com feixes de prótons** usa fluxos de partículas chamadas prótons para matar células tumorais.
- A **Radioterapia tridimensional conformacional** (3D-CRT) usa software de computador e imagens de TC para apontar feixes que correspondem à forma do tumor.
- A **Radioterapia de intensidade modulada** (IMRT) usa pequenos feixes de diferentes forças que correspondem à forma do tumor A IMRT é um tipo de 3D-CRT que pode ser usada para o câncer de próstata mais agressivo.
- A **Radioterapia conformada guiada por imagem** (IGRT) usa um computador para criar uma imagem do tumor. Isso ajuda a guiar o feixe de radiação durante o tratamento. A IGRT é usada com todos os tipos listados acima para garantir que os feixes de radiação estejam sempre atingindo o alvo. Isso poupa os tecidos normais dos danos causados pela radiação.

Braquiterapia

A braquiterapia é outra opção padrão de radioterapia para o câncer de próstata. Neste tratamento, a radiação é colocada dentro ou ao lado do tumor. A braquiterapia pode ser usada sozinha ou combinada com EBRT, terapia de privação de andrógenos (TDA), ou ambas. Você pode ouvi-la sendo chamada de BATD também.

A braquiterapia isolada pode ser uma opção para homens com câncer de próstata de risco muito baixo, baixo ou intermediário favorável, dependendo da expectativa de vida. Aqueles com cânceres de alto risco geralmente não são considerados para braquiterapia isolada.

Existem dois tipos de braquiterapia:

- Braquiterapia de baixa taxa de dose (LDR)
- Braquiterapia de alta taxa de dose (HDR)

Braquiterapia de LDR

A braquiterapia de baixa taxa de dose (LDR) utiliza agulhas finas e ocas para colocar sementes radioativas em sua próstata. As sementes têm aproximadamente o tamanho de um grão de arroz. Elas são inseridas em seu corpo através do períneo e guiadas para dentro de sua próstata por exames de imagem.

As sementes geralmente consistem de iodo radioativo ou paládio. Elas permanecem na próstata e fornecem uma baixa dose de radiação por alguns meses. A radiação percorre uma distância muito curta. Isso permite uma grande quantidade de radiação dentro de uma pequena área, poupando o tecido saudável nas proximidades. Com o tempo, as sementes deixarão de irradiar, mas permanecerão em seu corpo (permanentemente).

Braquiterapia

Na braquiterapia, a radiação é colocada dentro ou ao lado do tumor.

https://commons.wikimedia.org/wiki/File:Diagram_showing_how_you_have_high_dose_brachytherapy_for_prostate_cancer_CRUK_419.svg

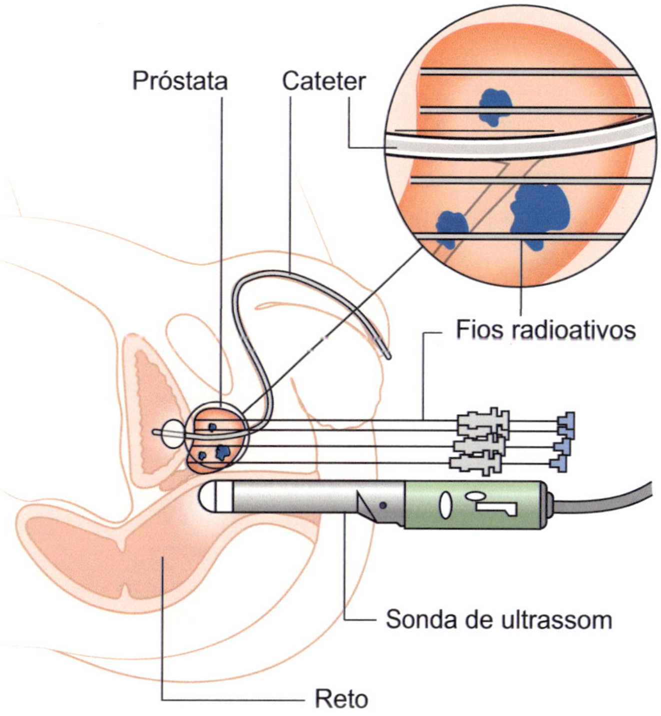

Braquiterapia de HDR

A braquiterapia de alta taxa de dose (HDR) utiliza agulhas finas colocadas dentro de sua próstata. Essas agulhas são então fixadas a tubos chamados cateteres. A radiação será transmitida através desses cateteres. Após o tratamento, as agulhas e os cateteres são removidos.

Reforço de braquiterapia

A braquiterapia usada com EBRT é chamada de reforço de braquiterapia. A braquiterapia de LDR ou HDR pode ser adicionada como um reforço à EBRT mais TDA em homens com câncer de próstata de risco intermediário, alto ou muito alto desfavorável, e que estão sendo tratados para curar a doença.

Terapia hormonal

A terapia hormonal é um tratamento que adiciona, bloqueia ou retira hormônios. Hormônios são substâncias produzidas por uma glândula no corpo. Seu sangue carrega hormônios por todo o seu corpo.

O principal hormônio ou androgênio masculino é a testosterona. A maior parte da testosterona no corpo é produzida pelos testículos, mas as glândulas suprarrenais que ficam acima de seus rins também produzem uma pequena quantidade.

O hormônio luteinizante liberador de hormônio (LHRH) e o hormônio liberador de gonadotropina (GnRH) são hormônios produzidos por uma parte do cérebro chamada hipotálamo. Esses hormônios instruem os testículos a fazer testosterona.

Os hormônios podem causar o crescimento do câncer de próstata. A terapia hormonal impedirá que seu corpo produza testosterona ou bloqueará os efeitos da testosterona no corpo. Isso pode retardar o crescimento do tumor ou encolher o tumor por um período. A terapia hormonal pode ser a remoção cirúrgica dos testículos (orquiectomia) ou pode ser uma terapia medicamentosa sistêmica. O objetivo é reduzir a quantidade de testosterona em seu corpo.

Você pode ouvir o termo "castração" usado ao descrever seu câncer de próstata ou seu tratamento. Esse é o termo médico para alguns tipos de terapia hormonal. A castração pode ser temporária, um tratamento de curto prazo, ou permanente como em uma orquiectomia. Se você não tiver certeza sobre o que seu médico está falando, pergunte.

A terapia hormonal raramente é usada de forma isolada no tratamento do câncer de próstata.

Há um tipo de terapia hormonal cirúrgica:

- A **orquiectomia bilateral** é uma cirurgia que remove ambos os testículos. Como o escroto não é removido, os implantes podem ser uma opção.

A seguir estão as terapias hormonais sistêmicas (clínicas):

- Os **agonistas de LHRH** são drogas usadas para impedir que os testículos produzam testosterona. Os agonistas de LHRH incluem acetato de gosserelina, acetato de histrelina, acetato de leuprolida e pamoato de triptorrelina. Os agonistas de LHRH encolherão seus testículos com o tempo.
- Os **antagonistas de LHRH** são medicamentos que bloqueiam ou impedem a glândula pituitária (ligada ao hipotálamo) de produzir LHRH. Isso faz com que os testículos parem de produzir testosterona. Degarelix é um antagonista de LHRH.
- **Antiandrógenos** são medicamentos que bloqueiam o recebimento de testosterona pelos receptores das células cancerosas da próstata. Os antiandrógenos incluem bicalutamida, flutamida, nilutamida, enzalutamida, apalutamida e darolutamida.

- **Corticosteroides** são hormônios sintéticos produzidos em laboratório que podem impedir que as glândulas suprarrenais e outros tecidos produzam testosterona. Prednisona, metilprednisolona, hidrocortisona e dexametasona são corticosteroides.
- O **estrogênio** pode impedir que as glândulas suprarrenais e outros tecidos produzam testosterona. Um tipo de estrogênio sintético fabricado em laboratório é chamado de dietilstilbestrol (DES). O estrogênio pode aumentar o risco de crescimento e sensibilidade das mamas, assim como coágulos sanguíneos.
- Os **inibidores da síntese de andrógenos** são drogas que bloqueiam a produção de androgênio. O cetoconazol é uma droga antifúngica que impede que as glândulas suprarrenais e outros tecidos produzam testosterona. O acetato de abiraterona é semelhante ao cetoconazol. A abiraterona é mais forte e menos tóxica.

Terapia de privação de andrógenos

A terapia de privação de andrógenos (TDA) é um tratamento para suprimir ou bloquear a quantidade de hormônios sexuais masculinos no corpo. É a terapia sistêmica primária ou principal para doenças regionais e avançadas. A TDA pode ser usada sozinha ou em combinação com outras terapias.

O termo "terapia hormonal" pode ser confuso. Algumas pessoas se referem a todas as terapias hormonais como TDA. Entretanto, apenas orquiectomia, agonistas de LHRH e antagonistas de LHRH são formas de TDA.

Conheça a sua equipe de atendimento e deixe que o conheçam.

TDA paliativa

A TDA paliativa é dada para aliviar (paliar) os sintomas do câncer de próstata. A TDA paliativa pode ser administrada a aqueles com expectativa de vida menor ou igual a cinco anos e que tenham câncer de próstata de risco alto, muito alto, regional ou metastático. A TDA paliativa também pode ser dada àqueles que começarão ou já começaram a desenvolver sintomas durante a observação.

Efeitos colaterais da terapia hormonal

A terapia hormonal tem efeitos colaterais. Muitos fatores têm um papel importante em seu risco de efeitos colaterais. Esses fatores incluem sua idade, sua saúde antes do tratamento, quanto tempo ou com que frequência você faz o tratamento, e assim por diante.

Os efeitos colaterais diferem entre os tipos de terapia hormonal. Em geral, a TDA pode reduzir seu desejo por sexo e causar disfunção erétil. Se você estiver em tratamento com TDA a longo prazo, seu médico pode considerar um tratamento intermitente para reduzir os efeitos colaterais. O tratamento intermitente é a alternância de períodos de tempo em que você está com e sem tratamento com TDA. Ela pode proporcionar um controle de câncer semelhante à terapia hormonal contínua, mas dá ao seu corpo uma pausa no tratamento.

Quanto mais tempo você tomar TDA, maior será seu risco de afinamento e enfraquecimento dos ossos (osteoporose), fraturas ósseas, ganho de peso, perda de massa muscular, diabetes e doenças cardíacas. Outros efeitos colaterais da TDA incluem ondas de calor, mudanças de humor, fadiga e sensibilidade e crescimento das mamas. Converse com sua equipe de atendimento sobre como administrar os efeitos colaterais da terapia hormonal.

Antes da TDA, você deve fazer um exame de absorciometria radiológica de dupla energia (DEXA) para medir sua densidade óssea. Denosumabe, ácido zoledrônico ou alendronato são recomendados se sua densidade óssea for baixa. Cálcio e vitamina D3 tomados diariamente podem ajudar a prevenir ou controlar a osteoporose para aqueles em TDA.

A TDA aumenta o risco de diabetes e doenças cardiovasculares. O rastreio e tratamento para reduzir seu risco dessas é aconselhável. Informe seu médico clínico geral se você estiver sendo tratado com TDA.

A TDA é conhecida por aumentar o risco de morte por problemas cardíacos em homens afro-americanos. Pergunte a seu médico sobre os riscos do tratamento com TDA para seu câncer de próstata.

Esteroides

Corticosteroides ou esteroides são medicamentos criados em laboratório para agir como hormônios feitos pelas glândulas suprarrenais. As glândulas suprarrenais são pequenas estruturas encontradas perto dos rins, que ajudam a regular a pressão arterial e a reduzir a inflamação (inchaço). Os corticosteroides são usados sozinhos ou em combinação com outras terapias.

Os esteroides para tratar o câncer de próstata podem incluir:

- Prednisona
- Metilprednisolona
- Hidrocortisona
- Dexametasona

Terapia direcionada para os ossos

Os medicamentos direcionados aos ossos podem ser dados para ajudar a aliviar a dor óssea ou reduzir o risco de problemas ósseos. Alguns tratamentos para o câncer de próstata, como a terapia hormonal, podem causar perda óssea, o que aumenta o risco de fraturas.

Existem 3 medicamentos usados para prevenir a perda óssea e as fraturas:

- Denosumabe (Prolia®)
- Ácido zoledrônico (Zometa®)
- Alendronato (Fosamax®)

Você será submetido a uma triagem para osteoporose com um exame de densidade mineral óssea. Ele mede a quantidade de cálcio e outros minerais em seus ossos. Também é chamado de rastreamento DEXA e é indolor. Os testes de densidade mineral óssea procuram por osteoporose e ajudam a prever seu risco de fraturas ósseas.

Se você estiver com risco aumentado de fraturas, um exame DEXA básico é recomendado antes de iniciar a terapia hormonal. Um exame DEXA de acompanhamento após um ano de terapia hormonal é recomendado.

Denosumabe, ácido zoledrônico e alendronato

Denosumabe, ácido zoledrônico ou alendronato são usados para prevenir perda óssea (osteoporose) e fraturas causadas pela terapia hormonal Você pode fazer exames de sangue para monitorar a função renal e os níveis de cálcio. Um suplemento de cálcio e vitamina D será recomendado por seu médico.

Informe seu dentista se você estiver tomando algum desses medicamentos. Pergunte também ao seu médico como esses medicamentos podem afetar seus dentes e maxilares. A osteonecrose, ou morte do tecido ósseo da mandíbula, é um efeito colateral raro, mas sério. Informe seu médico sobre qualquer consulta agendada com o dentista. Será importante cuidar de seus dentes e consultar um dentista antes de iniciar o tratamento com qualquer um desses medicamentos.

Ensaios clínicos

Um ensaio clínico é um tipo de trabalho de pesquisa que testa novos métodos de rastreio, prevenção, diagnóstico ou tratamento de uma doença.

Os ensaios clínicos têm 4 fases.

- Os **ensaios de Fase I** têm como objetivo encontrar a dose mais segura e melhor de um novo medicamento ou de uma nova combinação. Outro objetivo é encontrar a melhor maneira de administrar o medicamento com o menor número de efeitos colaterais.
- Os **ensaios de Fase II** avaliam se um medicamento funciona para um tipo específico de câncer.
- Os **ensaios da Fase III** comparam um novo medicamento com um tratamento padrão.
- Os **ensaios de Fase IV** avaliam a segurança e a eficácia a longo prazo de um medicamento após a sua aprovação.

Aqueles em um ensaio clínico em geral são parecidos em termos de tipo ou estágio de câncer e saúde em geral. Isso ajuda a garantir que qualquer mudança seja resultado do tratamento e não devido a diferenças entre os participantes.

Se você decidir participar de um ensaio clínico, precisará avaliar e assinar um formulário de consentimento informado. Este formulário descreve o estudo em detalhes, incluindo os riscos e benefícios. Mesmo após assinar um formulário de consentimento, você pode deixar de participar de um ensaio clínico a qualquer momento.

Pergunte à equipe de tratamento se existe um ensaio clínico aberto do qual você pode participar. Discuta os riscos e benefícios de fazer parte de um ensaio clínico com sua equipe de atendimento. Juntos, decidam se um ensaio clínico é adequado para você.

Como encontrar um ensaio clínico

A participação em um ensaio clínico é incentivada se for a melhor opção para você.

- ✓ Para encontrar ensaios clínicos on-line das instituições membros da NCCN, consulte **nccn.org/clinical_trials/member_institutions.aspx**
- ✓ Para buscar ensaios clínicos na base de dados do National Institutes of Health (NIH) nos Estados Unidos e ao redor do mundo, consulte **ClinicalTrials.gov**
- ✓ Para encontrar ensaios clínicos apoiados pelo National Cancer Institute (NCI), consulte **cancer.gov/about-cancer/treatment/clinical-trials/search**

Peça à sua equipe de tratamento ajuda para encontrar um ensaio clínico. Você também pode receber ajuda da NCI's Cancer Information Service (CIS). Ligue para 1.800.4.CANCER (1.800.422.6237) ou acesse **cancer.gov/contact**

Possíveis efeitos colaterais do tratamento

Efeito colateral é um problema ou uma condição desconfortável causada pelo tratamento. Os efeitos colaterais são parte de qualquer tratamento.

Possíveis efeitos colaterais do tratamento do câncer de próstata são:

- Retenção urinária
- Incontinência urinária
- Disfunção erétil

Em geral, esses efeitos colaterais são temporários e vão embora por conta própria. No entanto, há sempre o risco de que um efeito colateral possa se tornar duradouro ou permanente. Converse com seu médico sobre seu risco para esses e outros efeitos colaterais, tais como problemas intestinais, e como eles podem ser prevenidos ou tratados.

Retenção urinária

A retenção urinária é a incapacidade de esvaziar completamente a bexiga. Sua bexiga pode parecer estar cheia mesmo depois de urinar.

Incontinência urinária

Incontinência urinária ou a incapacidade de controlar o fluxo de urina da bexiga. Existem diferentes graus de incontinência.

Disfunção erétil

A disfunção erétil ou impotência é a incapacidade de alcançar ou manter uma ereção. A função erétil após a cirurgia pode ser próxima do que era antes da cirurgia. Mas também pode ser pior. A cirurgia de próstata que poupa os nervos perto da próstata pode ajudar a manter a função erétil e prevenir problemas urinários.

Revisão

- A observação procura sinais de câncer a fim de tratar os sintomas antes que eles comecem ou piorem.
- A vigilância ativa procura por sinais de câncer a fim de curá-lo antes que piore.
- A cirurgia remove o tumor juntamente com algum tecido de aparência normal ao redor de sua borda, chamado de margem cirúrgica. O objetivo da cirurgia é uma margem negativa (R0).
- A prostatectomia radical remove a próstata e as vesículas seminais. A dissecção pélvica linfonodal (DPL) remove os linfonodos próximos à próstata.
- A terapia hormonal trata o câncer de próstata impedindo a fabricação de testosterona ou interrompendo os efeitos que a testosterona causa no corpo. É a terapia sistêmica primária para doenças regionais e avançadas.
- A radiação mata as células cancerosas ou impede que novas células cancerosas sejam produzidas.
- Ensaio clínico é um tipo de pesquisa que estuda um tratamento para verificar sua segurança e efetividade. Geralmente os ensaios clínicos são a opção de tratamento preferida para o câncer de próstata.

6 Tratamento inicial por grupos de risco

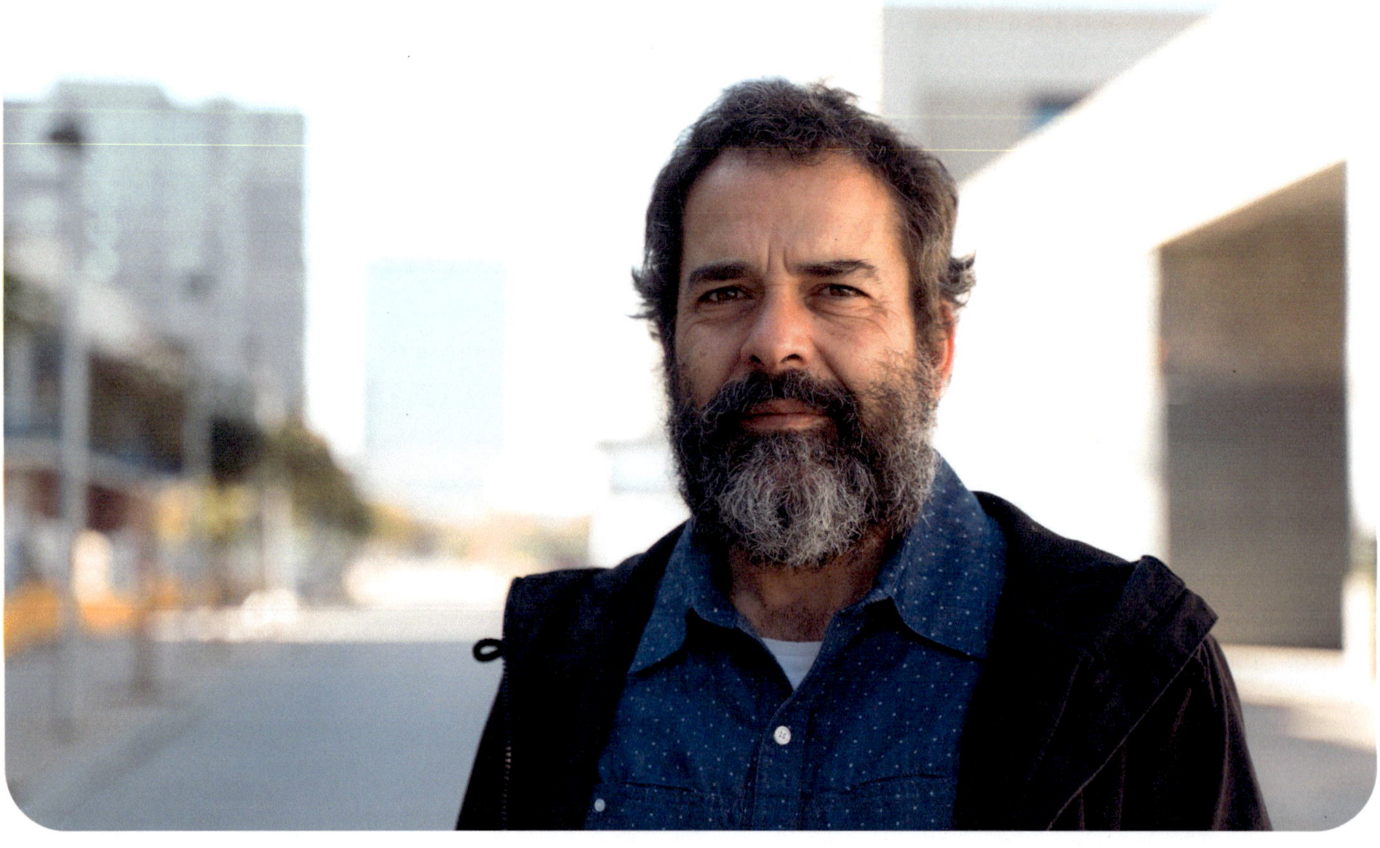

As opções de tratamento inicial para o câncer de próstata são baseadas em seu grupo de risco. Juntos, você e seu médico escolherão um plano de tratamento que seja o melhor para você.

O diagnóstico inicial do câncer de próstata é seu primeiro diagnóstico. Seu médico pode suspeitar de câncer de próstata com base em um exame de toque retal anormal ou em um PSA elevado. Biópsias da próstata são necessárias para confirmar o câncer de próstata. Uma biópsia guiada por TRUS é a forma mais comum. Ela é geralmente realizada por um urologista. Um patologista atribuirá um grau primário e secundário de Gleason à amostra de biópsia.

Grupos de risco

Além dos exames de sangue, de imagem e de tecidos, o histórico familiar será levantado. Sua expectativa de vida será estimada. Você passará por testes genéticos. Todos esses fatores serão usados para colocá-lo em um grupo de risco.

Os grupos de risco inicial são:

- Muito baixo
- Baixo
- Intermediário favorável
- Intermediário desfavorável
- Alto
- Muito alto
- Regional

Uma opção de tratamento preferida é comprovadamente mais efetiva.

Expectativa de vida: 5 anos ou menos
Pode ser aconselhável que aqueles em certos grupos de risco esperem até que os sintomas apareçam antes de fazer exames ou iniciar o tratamento.

Se não tiverem sintomas, é esperado que vivam 5 anos ou menos, e que sejam de risco muito baixo, baixo ou intermediário, então o tratamento e os exames podem esperar.

Aqueles que são de risco alto ou muito alto e devam viver 5 anos ou menos, devem ser submetidos a exames de imagens ósseos. Se houver suspeita de câncer nos linfonodos, então você poderá fazer exames de imagens do seu abdômen e/ou pelve.

Risco muito baixo

O grupo de risco muito baixo é para aqueles que tenham um dos seguintes:

- Estágio T1c
- Grau 1
- PSA de menos de 10 ng/mL
- Câncer em 1 a 2 núcleos de biópsia com no máximo a metade de qualquer núcleo mostrando câncer
- Densidade do PSA de menos de 0,15 ng/mL

Os especialistas da NCCN se preocupam com o tratamento excessivo do câncer inicial. Dessa maneira, o câncer de próstata de risco muito baixo não é tratado com terapia hormonal ou outros tipos de terapia hormonal. As opções são baseadas na expectativa de vida. Consulte o Guia 5.

Exames durante a observação

- ✓ PSA a cada 6 a 12 meses por 5 anos, depois a cada ano
- ✓ Exame de toque retal a cada 12 meses, mas pode ser omitido se o PSA for indetectável

Guia 5
Opções de terapia inicial por expectativa de vida: Grupo de risco muito baixo

Menor que 10 anos	Observação	
10 a 20 anos	Vigilância ativa	
20 anos ou mais	Vigilância ativa (preferencial)	
	EBRT ou braquiterapia	
	Prostatectomia radical →	Se houver características adversas, então uma das abaixo: • EBRT • EBRT com TDA • Observação

Expectativa de vida: Menor que 10 anos

Se sua expectativa de vida for menor que 10 anos, a observação é recomendada.

Observação

Se sua expectativa de vida for menor que 10 anos, a observação é recomendada. Esta opção é para aqueles que têm outros problemas de saúde mais graves e o câncer de próstata não está causando nenhum sintoma. A observação consiste em exames regulares para que a TDA paliativa possa ser administrada se for provável que os sintomas do câncer comecem.

Expectativa de vida: Entre 10 e 20 anos

Se sua expectativa de vida for entre 10 e 20 anos, a vigilância ativa é recomendada.

Vigilância ativa

A vigilância ativa é recomendada se você tiver uma doença de crescimento lento e sua expectativa de vida for entre 10 e 20 anos ou mais. A vigilância ativa consiste em exames regulares, incluindo biópsias, para que o tratamento possa ser iniciado quando e se necessário.

Para determinar se você é um bom candidato para a vigilância ativa, seu médico deve considerar uma Rmmp e/ou uma biópsia de próstata.

Os exames durante a vigilância ativa podem ser encontrados no Guia 6.

Expectativa de vida: 20 anos ou mais

Se sua expectativa de vida for de 20 anos ou mais, então suas opções são:

- Vigilância ativa (opção preferencial)
- EBRT ou braquiterapia
- Prostatectomia radical

Vigilância ativa

A vigilância ativa é a opção preferida se você tiver uma doença de crescimento lento e sua expectativa de vida for de 20 anos ou mais. Os exames durante a vigilância ativa incluem PSA, exame de toque, Rmmp e uma biópsia. Eles são feitos regularmente para que o tratamento possa ser iniciado quando e se necessário.

Para determinar se você é um bom candidato para a vigilância ativa, seu médico deve considerar:

- Rmmp
- Biópsia de próstata

Guia 6 Exames durante a vigilância ativa
PSA ao menos a cada 6 meses ou conforme necessário
Exame de toque retal a cada 12 meses no máximo ou conforme necessário
Repetir biópsia de próstata a cada 12 meses no máximo ou conforme necessário
Repetir Rmmp a cada 12 meses no máximo ou conforme necessário

Radioterapia

Se sua expectativa de vida provável for de mais de 20 anos, você pode preferir o tratamento agora ao invés de vigilância ativa. Com o tempo, o câncer pode crescer fora de sua próstata, causar sintomas, ou ambos. Como não é possível ter certeza, a radioterapia é uma opção. Os cânceres de risco muito baixo podem ser tratados com EBRT ou braquiterapia.

Prostatectomia radical

A cirurgia é uma opção se sua expectativa de vida for de mais de 20 anos e preferir este tratamento a uma vigilância ativa. Seus linfonodos pélvicos também podem ser removidos se o risco de câncer for de 2 por cento (2%) ou mais. Seu médico determinará seu risco utilizando um nomograma.

Quando sua próstata for removida, uma biópsia será enviada a um patologista para verificar a quantidade de câncer existente em sua próstata. Após a cirurgia, seu nível de PSA será testado. A radioterapia ou terapia sistêmica poderá ser seguida de cirurgia.

Se você optar por uma prostatectomia radical, seu médico procurará sinais de doença chamados de características adversas durante e após a cirurgia.

Se seu câncer de próstata tiver características adversas, então existem 3 opções de tratamento:

- EBRT
- EBRT com TDA
- Observação

A EBRT ou observação é uma opção para quando existem características de alto risco. A EBRT terá como alvo áreas onde as células cancerosas provavelmente se espalharam. A TDA pode ser adicionada à EBRT. O tratamento será iniciado após a cicatrização da operação da próstata.

Características adversas

- ✓ Câncer na margem cirúrgica
- ✓ Câncer fora da camada ao redor da próstata
- ✓ Câncer na(s) vesícula(s) seminal(is)
- ✓ Certos nível de PSA - a faixa varia dependendo do grupo de risco

Se os resultados dos exames não encontrarem características de alto risco, então não será necessário mais nenhum tratamento.

Exames de acompanhamento

Você será monitorado com os seguintes exames de acompanhamento:

- PSA a cada 6 a 12 meses por 5 anos, depois a cada ano
- Exame de toque retal a cada 12 meses

Risco baixo

O grupo de baixo risco é para aqueles que tenham um dos seguintes:

- Estágio T1 a T2a
- Grau 1
- PSA de menos de 10 ng/mL

As opções de tratamento são baseadas na expectativa de vida. Para opções de tratamento para homens com baixo risco de recidiva, consulte o Guia 7.

Expectativa de vida: Menor que 10 anos

Se sua expectativa de vida for menor que 10 anos, a observação é recomendada.

Observação

Se sua expectativa de vida for menor que 10 anos, a observação é recomendada. Esta opção é para aqueles que têm outros problemas de saúde mais graves e o câncer de próstata não está causando nenhum sintoma. A observação consiste em exames regulares para que a TDA paliativa possa ser administrada se for provável que os sintomas do câncer comecem.

Os exames durante a observação incluem:

- PSA a cada 6 a 12 meses por 5 anos, depois a cada ano
- Exame de toque retal a cada 12 meses, mas pode ser omitido se o PSA for indetectável

Expectativa de vida: 10 anos ou mais

Se sua expectativa de vida for de 10 anos ou mais, as opções são:

- Vigilância ativa (preferencial)
- EBRT ou braquiterapia
- Prostatectomia radical

Vigilância ativa

A vigilância ativa é a opção preferida se você tiver uma doença de crescimento lento e sua expectativa de vida for de 10 anos ou mais.

Para determinar se você é um bom candidato para a vigilância ativa, seu médico deve considerar:

- Rmmp
- Biópsia de próstata
- Análise do tumor

Guia 7
Opções de terapia inicial por expectativa de vida: Grupo de baixo risco

Menor que 10 anos	Observação	
10 anos ou mais	Vigilância ativa (preferencial)	
	EBRT ou braquiterapia	
	Prostatectomia radical	→ Se houver características adversas, então uma das abaixo: • EBRT • EBRT com TDA • Observação

Radioterapia

Se sua expectativa de vida provável for de mais de 10 anos, você pode preferir o tratamento agora ao invés de vigilância ativa. Com o tempo, o câncer pode crescer fora de sua próstata, causar sintomas, ou ambos. Como não é possível ter certeza, a radioterapia é uma opção. Os cânceres de baixo risco podem ser tratados com EBRT ou braquiterapia.

Prostatectomia radical

Após uma prostatectomia radical, você pode fazer uma terapia adjuvante. A terapia adjuvante é o tratamento após a cirurgia que ajuda a impedir o retorno do câncer. As opções são baseadas na presença de características de alto risco (adversas) e câncer (metástase) nos gânglios linfáticos. O câncer que tem metástase nos linfonodos próximos é chamado de doença nódulo-positiva.

Se seu câncer de próstata tiver características adversas, então existem 3 opções de tratamento:

- EBRT
- EBRT com 6 meses de TDA
- Observação

A EBRT ou observação é uma opção para quando existem características de alto risco e não há câncer nos linfonodos. A EBRT terá como alvo áreas onde as células cancerosas provavelmente se espalharam. A TDA pode ser adicionada à EBRT. O tratamento será iniciado após a cicatrização da operação da próstata.

Se os resultados dos exames não encontrarem características de alto risco, então não será necessário mais nenhum tratamento.

Exames de acompanhamento

Você será monitorado com os seguintes exames de acompanhamento:

- PSA a cada 6 a 12 meses por 5 anos, depois a cada ano
- Exame de toque retal a cada 12 meses

Risco intermediário

O grupo de risco intermediário é para aqueles que não têm características de grupo de risco alto ou muito alto e 1 ou mais dos seguintes **fatores de risco intermediários**:

- Estágio T2b ou T2c
- Grau 2 ou 3
- PSA 10 a 20 ng/mL

O grupo de risco intermediário ainda é dividido em favorável e desfavorável.

O tratamento será baseado em se seu câncer de próstata tiver:

- Risco intermediário favorável
- Risco intermediário desfavorável

Risco intermediário favorável

O grupo de risco intermediário favorável é para aqueles que tenham um dos seguintes:

- 1 fator de risco intermediário
- Grau 1 ou 2
- Menos da metade dos núcleos de biópsia mostram câncer.

As opções de tratamento são baseadas na expectativa de vida. Consulte Guia 8.

Expectativa de vida: Menor que 10 anos

Se sua expectativa de vida for menor que 10 anos, existem 2 opções:

- Observação (preferencial)
- EBRT ou braquiterapia isolada

Observação

A observação é a opção preferencial para aqueles com uma expectativa de vida inferior a 10 anos e é pouco provável que o câncer de próstata cause problemas. A observação consiste em exames regulares para que a TDA paliativa possa ser administrada se for provável que os sintomas do câncer comecem.

Radioterapia

A radioterapia é uma opção de tratamento para alguns com risco favorável intermediário. Isso pode incluir apenas EBRT ou braquiterapia.

Guia 8
Opções de terapia inicial por expectativa de vida: Grupo de risco intermediário favorável

Menor que 10 anos	Observação (preferencial)	
	EBRT ou braquiterapia isolada	
10 anos ou mais	Vigilância ativa	
	EBRT ou braquiterapia isolada	
	Prostatectomia radical com ou sem DPL	➡ Se houver característica(s) adversa(s) e sem metástase nos linfonodos, as opções são: • EBRT com ou sem TDA • Observação
		➡ Se houver metástase nos linfonodos, as opções são: • TDA com ou sem EBRT • Observação

Expectativa de vida: 10 anos ou mais

Se sua expectativa de vida for de 10 anos ou mais, existem 3 opções:

- Vigilância ativa
- EBRT ou braquiterapia isolada
- Prostatectomia radical com ou sem DPL

Vigilância ativa

A vigilância ativa consiste em exames regulares para que o tratamento possa ser iniciado quando necessário. Para doenças de risco intermediário favorável, você deve ser vigiado de perto para quaisquer mudanças. A vigilância ativa é uma opção, mas deve ser abordada com cautela.

Para determinar se você é um bom candidato para a vigilância ativa, seu médico deve considerar:

- Rmmp
- Biópsia de próstata

Radioterapia

Uma opção de tratamento para alguns homens com risco favorável intermediário é a radioterapia. Isso pode incluir apenas EBRT ou braquiterapia.

Prostatectomia radical

Se for esperado que você viva 10 anos ou mais, uma prostatectomia radical pode ser uma opção. Seus linfonodos pélvicos também podem ser removidos se o risco de câncer for de 2 por cento (2%) ou mais. Seu médico determinará seu risco utilizando um nomograma.

Quando sua próstata for removida, uma amostra será enviada a um patologista para verificar a quantidade de câncer existente em sua próstata. Seu PSA também será testado.

Após uma prostatectomia radical, você pode fazer uma terapia adjuvante. A terapia adjuvante é o tratamento após a cirurgia que ajuda a impedir o retorno do câncer. As opções são baseadas na presença de características de alto risco (adversas) e câncer (metástase) nos gânglios linfáticos. O câncer que tem metástase nos linfonodos próximos é chamado de doença nódulo-positiva.

Se seu câncer de próstata tiver características adversas e não houver metástases nos linfonodos, as opções são:

- EBRT com ou sem TDA
- Observação

A EBRT terá como alvo áreas onde as células cancerosas provavelmente se espalharam. A TDA pode ser adicionada à EBRT. O tratamento será iniciado após a cicatrização da operação da próstata.

Se os resultados dos exames não encontrarem características de alto risco ou câncer nos linfonodos, então não será necessário mais nenhum tratamento. Você pode começar a observar.

Se houver metástase nos linfonodos, então as opções de tratamento são:

- TDA com ou sem EBRT
- Observação

A TDA é usada para suprimir ou bloquear a quantidade de testosterona no corpo. A EBRT pode ser adicionada à TDA. A EBRT terá como alvo áreas onde as células cancerosas provavelmente se espalharam. A observação é uma opção se o câncer não estiver causando sintomas.

Risco intermediário desfavorável

O grupo de risco intermediário desfavorável é para aqueles que tenham um ou mais dos seguintes:

- 2 ou mais fatores de risco intermediários
- Grau 3
- Mais da metade dos núcleos de biópsia mostram câncer.

As opções de tratamento são baseadas na expectativa de vida. Para opções de tratamento para homens do grupo de risco intermediário desfavorável, consulte o Guia 9.

Guia 9
Opções de terapia inicial por expectativa de vida: Grupo de risco intermediário desfavorável

Menor que 10 anos	Observação (preferencial)	
	EBRT com 4 a 6 meses de TDA	
	EBRT com braquiterapia	
	EBRT com braquiterapia e 4 a 6 meses de TDA	
10 anos ou mais	Prostatectomia radical com ou sem DPL	➡ Se houver característica(s) adversa(s) e sem metástase nos linfonodos, as opções são: • EBRT com ou sem TDA • Observação
		➡ Se houver metástase nos linfonodos, as opções são: • TDA com ou sem EBRT • Observação
	EBRT com 4 a 6 meses de TDA	
	EBRT com braquiterapia	
	EBRT com braquiterapia e 4 a 6 meses de TDA	

Expectativa de vida: Menor que 10 anos

Se sua expectativa de vida for menor que 10 anos, existem 5 opções:

- Observação (preferencial)
- EBRT com 4 a 6 meses de TDA
- EBRT com braquiterapia
- EBRT com braquiterapia e 4 a 6 meses de TDA

Observação

A observação é a opção preferencial para aqueles com uma expectativa de vida inferior a 10 anos. O câncer pode não progredir com velocidade suficiente para causar problemas dentro de 10 anos. A observação consiste em exames regulares para que os cuidados de suporte com TDA paliativa possam ser administrados se for provável que os sintomas do câncer comecem. Os exames durante a observação incluem PSA e exame de toque retal. A vigilância ativa não é recomendada para pacientes neste grupo de risco.

Radioterapia

Uma opção de tratamento para todos homens com risco intermediário desfavorável é a radioterapia. A braquiterapia de LDR ou HDR pode ser usada com a EBRT para cânceres de risco intermediário. Seu médico pode optar por adicionar a TDA à sua radioterapia.

Expectativa de vida: 10 anos ou mais

Se sua expectativa de vida for de 10 anos ou mais, as opções são:

- Prostatectomia radical com ou sem DPL
- EBRT com 4 a 6 meses de TDA
- EBRT com braquiterapia
- EBRT com braquiterapia e 4 a 6 meses de TDA

Prostatectomia radical

Se for esperado que você viva 10 anos ou mais, a prostatectomia radical é uma opção. Seus linfonodos pélvicos também podem ser removidos (DPL) se o risco de câncer for de 2 por cento (2%) ou mais. Seu médico determinará seu risco utilizando um nomograma.

O tecido que será removido de seu corpo durante a operação será enviado a um patologista para ver até onde o câncer se espalhou dentro do tecido. Após a operação, seu nível de PSA será testado. Você poderá receber outros tratamentos após a cirurgia. Isso é chamado de tratamento adjuvante.

A terapia adjuvante ajuda a impedir o retorno do câncer. Adjuvante é o tratamento dado após o tratamento primário, como uma cirurgia, neste caso. As opções de adjuvante são baseadas em características de alto risco ou adversas e metástases linfonodais. As características adversas sugerem que nem todo o câncer foi removido durante a cirurgia.

Se os resultados dos testes não encontrarem características adversas, metástases linfonodais e um PSA baixo ou indetectável, você pode começar a observação.

Se houver características adversas, mas nenhuma metástase nos linfonodos, então há 3 opções adjuvantes:

- EBRT com ou sem TDA
- Observação

A EBRT terá como alvo áreas onde as células cancerosas provavelmente se espalharam. A TDA pode ser adicionada à EBRT. O tratamento será iniciado após a cicatrização da operação da próstata.

Se for encontrado câncer nos linfonodos, as opções incluem:

- TDA com ou sem EBRT
- Observação

Se seus nível de PSA forem indetectáveis, a observação é uma opção. O tratamento com TDA e radiação pode ser iniciado se os níveis se elevam.

Radioterapia

Uma opção de tratamento para todos homens com risco intermediário desfavorável é a radioterapia. A braquiterapia de LDR ou HDR pode ser usada com a EBRT para cânceres de risco intermediário. Seu médico pode optar por adicionar a TDA à sua radioterapia.

Risco alto ou muito alto

O grupo de alto risco é para aqueles que tenham um dos seguintes:

- Estágio T3a
- Grau 4
- Grau 5
- PSA de mais de 20 ng/mL

O grupo de risco muito alto é para aqueles que tenham um dos seguintes:

- Estágio T3b a T4
- Padrão 5 de Gleason primário
- Mais de 4 núcleos de biópsia com Grau 4 ou 5

O tratamento para câncer de próstata de risco alto e muito alto é mais agressivo. Consulte Guia 10.

As opções de tratamento são baseadas no seguinte:

- A expectativa de vida é de 5 anos ou menos, sem sintomas
- A expectativa de vida é de mais de 5 anos ou você tem sintomas

Expectativa de vida: 5 anos ou menos e sem sintomas

Existem 3 opções quando a expectativa de vida é de 5 anos ou menos e não há sintomas:

- Observação
- TDA
- EBRT

Observação

A observação é a opção para a maioria das pessoas. A observação consiste em exames regulares para que a TDA paliativa possa ser administrada se for provável que os sintomas do câncer comecem.

Terapia hormonal

A TDA pode ser considerada. A terapia de privação de andrógenos pode ser cirúrgica ou de castração clínica. A cirurgia para remover os testículos é chamada de orquiectomia. Outras formas de TDA são as terapias sistêmicas (medicamentos).

Radioterapia

A EBRT pode ser considerada.

Guia 10
Opções de terapia inicial por expectativa de vida: Grupo de risco alto ou muito alto

5 anos ou menos sem sintomas	Observação		
	TDA		
	EBRT		
Mais de 5 anos e sem sintomas	EBRT com 18 meses a 3 anos de TDA Se o risco for muito alto, o docetaxel pode ser adicionado.		
	EBRT e braquiterapia com 1 a 3 anos de TDA		
	Prostatectomia radical com DPL	→	Se houver característica(s) adversa(s) e sem metástase nos linfonodos, as opções são: • EBRT com ou sem TDA • Observação
		→	Se houver metástase nos linfonodos, as opções são: • TDA com ou sem EBRT • Observação

Expectativa de vida: Mais de 5 anos e sem sintomas

Se sua expectativa de vida for de mais que 5 anos ou você tiver sintomas, existem 3 opções:

- EBRT com 18 meses a 3 anos de TDA (chamada de TDA a longo prazo)
- EBRT com braquiterapia e 1 a 3 anos de TDA (chamada de TDA a longo prazo) Se o risco for muito alto, o docetaxel pode ser adicionado.
- Prostatectomia radical com DPL

Radioterapia

A **opção 1** é a EBRT para os linfonodos prostáticos e pélvicos e TDA a longo prazo. Se você receber TDA, ela será administrada antes, durante e após a radioterapia por 18 meses a 3 anos. A TDA isolada não é suficiente.

A **opção 2** é a EBRT mais braquiterapia e TDA a longo prazo. Se você receber TDA, ela será administrada antes, durante e após a radioterapia por um total de 1 a 3 anos. A TDA isolada não é suficiente.

Prostatectomia radical

Se sua expectativa de vida for de mais de 5 anos, a prostatectomia radical com a remoção de seus linfonodos pélvicos (DPL) é uma opção. Sua idade e saúde geral serão fatores para decidir se essa é uma boa opção.

O tecido que será removido de seu corpo durante a operação será enviado a um patologista para ver até onde o câncer se espalhou dentro do tecido. Após a operação, seu nível de PSA será testado. Você poderá receber outros tratamentos após a cirurgia. Isso é chamado de tratamento adjuvante.

A terapia adjuvante ajuda a impedir o retorno do câncer. As opções de tratamento adjuvante após uma prostatectomia são baseadas na presença de características adversas (de alto risco) e câncer nos linfonodos.

Se os resultados dos exames não encontrarem características adversas ou câncer nos linfonodos, não será necessário mais nenhum tratamento. Seu câncer será monitorado.

Se os resultados dos exames encontrarem características adversas mas nenhum câncer nos linfonodos, as opções são:

- EBRT com ou sem TDA
- Observação

A EBRT terá como alvo áreas onde as células cancerosas provavelmente se espalharam. O tratamento será iniciado após a cicatrização da operação. A TDA pode ser adicionada à EBRT.

Se for encontrado câncer nos linfonodos, as opções são:

- TDA com ou sem EBRT
- Observação

A primeira opção é começar a TDA imediatamente. A EBRT pode ser administrada com a TDA. Se seus nível de PSA forem indetectáveis, começar a observação é uma opção. Os cuidados de suporte com TDA podem ser iniciados se os níveis de PSA aumentarem.

Risco de câncer regional

O câncer regional às vezes é referido como doença nodal porque é o câncer de próstata que se espalhou ou tem metástase nos linfonodos próximos (N1). Ele não se espalhou para outras partes do corpo (M0). Este tipo de câncer pode ser de qualquer tamanho (qualquer T) e pode ser encontrado durante uma prostatectomia radical, DLP ou durante outros exames. O tratamento visa evitar ou retardar o espalhamento do câncer para outras áreas do corpo. Consulte Guia 11.

O tratamento é baseado no seguinte:

- A expectativa de vida é de 5 anos ou menos E você não tem sintomas
- A expectativa de vida é de mais de 5 anos OU você tem sintomas

Expectativa de vida: 5 anos ou menos e sem sintomas

Se sua expectativa de vida for de 5 anos ou menos e você não tiver sintomas, existem 2 opções:

- Observação
- TDA

Observação

A observação consiste em exames regulares para que a TDA paliativa possa ser administrada se for provável que os sintomas do câncer comecem.

Terapia hormonal

A TDA é uma opção.

Guia 11
Opções de terapia inicial por expectativa de vida: Grupo risco regional

5 anos ou menos sem sintomas	Observação		
	TDA		
Mais de 5 anos e sem sintomas	EBRT com TDA (preferencial)	→	Tratamento seguido por: • Exame físico com PSA a cada 3 a 6 meses • Exames de imagens para sintomas ou PSA aumentado
	EBRT com TDA e abiraterona		
	EBRT com TDA e abiraterona de partícula fina		
	TDA com abiraterona		
	TDA com abiraterona de partícula fina		

Expectativa de vida: Mais de 5 anos e sem sintomas

Se sua expectativa de vida for de mais de 5 anos ou você tiver sintomas causados pelo câncer de próstata, você tem as seguintes opções de tratamento:

- EBRT com TDA (opção preferencial)
- EBRT com TDA e abiraterona
- EBRT com TDA e abiraterona de partícula fina
- TDA com abiraterona
- TDA e abiraterona de partícula fina

Radioterapia

A opção preferencial de tratamento é EBRT com TDA. A EBRT é dada ao tumor primário localizado na próstata.

Terapia hormonal

A terapia de privação de andrógenos (TDA) pode ser cirúrgica ou castração clínica. A cirurgia para remover os testículos é chamada de orquiectomia. Outras formas de TDA são as terapias sistêmicas (medicamentos). Ambos os métodos funcionam igualmente bem. A TDA pode ser usada isolada, com EBRT e com outras terapias hormonais.

Monitoramento

O tratamento é seguido de monitoramento.

O monitoramento inclui:

- Exame físico com PSA a cada 3 a 6 meses
- Exames de imagens para sintomas ou PSA aumentado

Exames durante a observação

- ✓ PSA a cada 6 a 12 meses por 5 anos, depois a cada ano
- ✓ Exame de toque retal a cada 12 meses, mas pode ser omitido se o PSA for indetectável

Após o tratamento inicial

Após a conclusão do tratamento inicial, você será monitorado quanto ao retorno do câncer, chamado recidiva. O monitoramento dependerá de seu tratamento inicial.

Se seu tratamento inicial foi EBRT, EBRT com TDA limitado a 4 ou 6 meses, ou uma prostatectomia radical, então você terá estes exames de acompanhamento:

- PSA a cada 6 a 12 meses por 5 anos, depois a cada ano
- Exame de toque retal a cada 12 meses

Você pode ter de fazer o PSA com maior frequência. Se o PSA não for detectado, o exame de toque retal pode não ser realizado.

Se você tiver metástase nos linfonodos (N1) e estiver tomando TDA, estiver em observação, ou for encontrada metástase nos linfonodos depois de uma prostatectomia radical, você terá de fazer esses exames de acompanhamento:

- Exame físico com PSA a cada 3 a 6 meses
- Exames de imagens para sintomas ou PSA aumentado

Se o câncer voltar, os exames de imagem e outros exames serão feitos.

Revisão

- A observação é recomendada para aqueles com expectativa de vida de 5 anos ou menos.
- Uma opção para cânceres de risco muito baixo, baixo risco e de risco intermediário favorável é não iniciar o tratamento, uma vez que o câncer pode nunca causar problemas. Caso contrário, a radioterapia e a cirurgia são opções.
- Para câncer de risco intermediário favorável ou de risco intermediário desfavorável, as opções de tratamento incluem a observação, a radioterapia ou a cirurgia.
- O tratamento para câncer de risco alto e muito alto é mais agressivo. Ele pode ser tratado com radiação ou cirurgia. Para aqueles que optam pela cirurgia, a radioterapia geralmente é necessária após a cirurgia. A terapia hormonal a longo prazo pode ser adicionada à radioterapia. A observação também é uma opção.
- O câncer regional pode ser tratado com observação, terapia hormonal ou radioterapia.

7
Tomada de decisões de tratamento

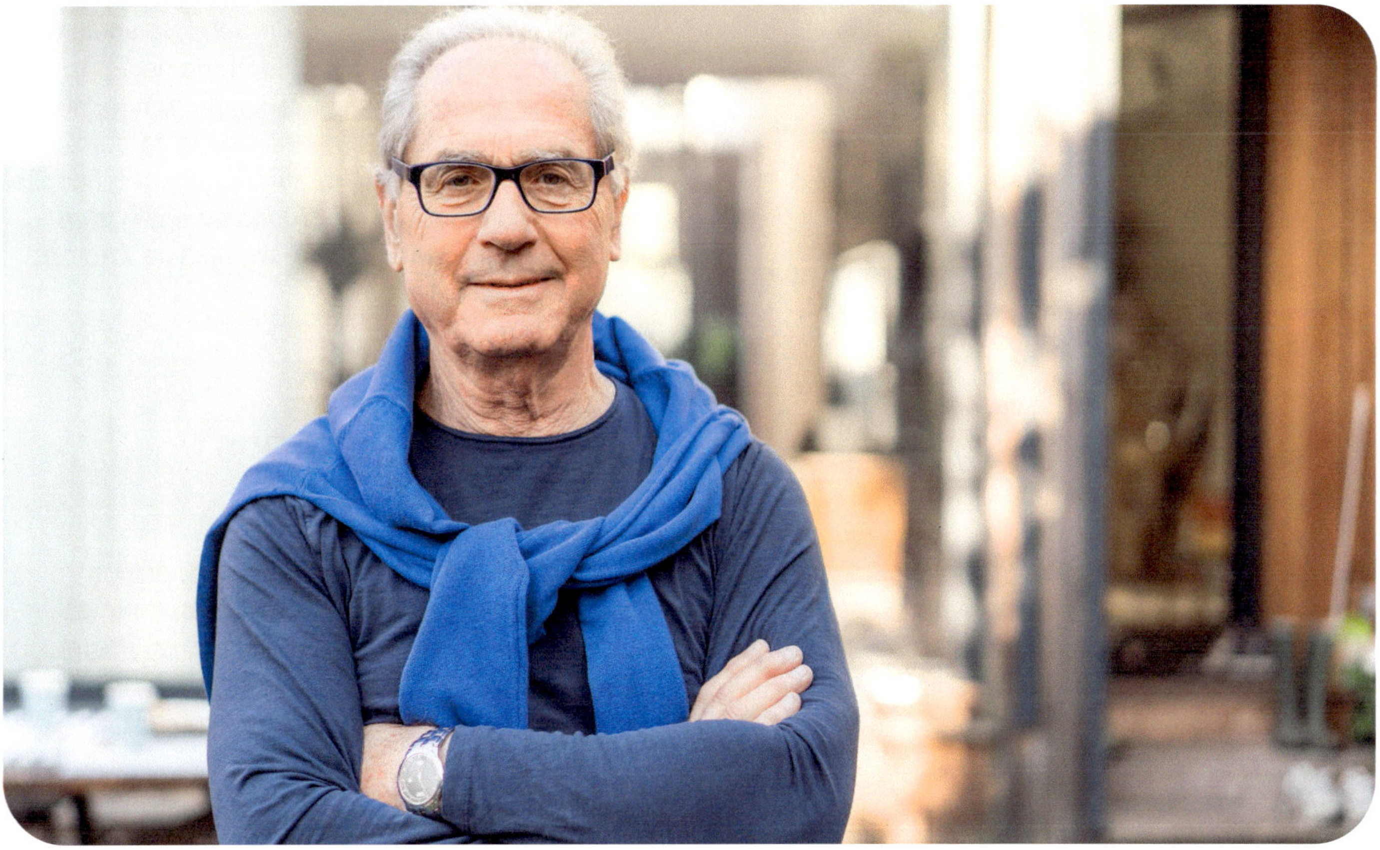

É importante estar confortável com o tratamento do câncer que você escolher. Essa escolha começa com uma conversa aberta e honesta com seus médicos.

É a sua escolha

Na tomada de decisões compartilhada, você e seus médicos compartilham informações, discutem as opções e concordam com um plano de tratamento. Ela começa com uma conversa aberta e honesta entre você e seu médico.

As decisões de tratamento são muito pessoais. O que é importante para você pode não ser importante para outra pessoa.

Algumas coisas que podem desempenhar um papel em suas decisões:

- O que você quer e como isso pode diferir do que os outros querem
- Suas crenças religiosas e espirituais
- Seus sentimentos sobre determinados tratamentos, como cirurgia ou quimioterapia
- Seus sentimentos sobre a dor ou efeitos colaterais, como náuseas e vômitos
- O custo do tratamento, deslocamento aos centros de tratamento e tempo fora do trabalho
- Qualidade e duração de vida
- Quão ativo você é e as atividades que são importantes para você

Pense sobre o que você quer do tratamento. Discuta abertamente os riscos e benefícios de tratamentos e procedimentos específicos. Pese as opções e compartilhe as preocupações com seu médico. Se você dedicar tempo para construir um relacionamento com seu médico, isso o ajudará a se sentir apoiado ao considerar opções e tomar decisões de tratamento.

Segunda opinião

É normal querer começar o tratamento o mais rápido possível. Embora o câncer não possa ser ignorado, há tempo para que outro médico analise os resultados de seus exames e sugira um plano de tratamento. Isso se chama obter uma segunda opinião, e é uma parte normal do tratamento do câncer. Até mesmo os médicos buscam segundas opiniões!

Coisas que você pode fazer para se preparar:

- Verifique com seu plano de saúde sobre as regras em relação à segundas opiniões. Pode haver custos extras para consultar médicos que não fazem parte do seu plano de saúde.
- Planeje enviar cópias de todos os seus registros ao médico que você consultará para uma segunda opinião.

Grupos de apoio

Muitas pessoas diagnosticadas com câncer acham os grupos de apoio úteis. Os grupos de apoio em geral incluem pessoas em diferentes estágios de tratamento. Algumas pessoas podem ter sido diagnosticadas recentemente, enquanto outras podem ter terminado o tratamento. Se seu hospital ou comunidade não tiver grupos de apoio para pessoas com câncer, confira os sites na Internet listados neste livro.

Perguntas a fazer aos seus médicos

Possíveis perguntas a fazer a seus médicos estão listadas nas páginas seguintes. Sinta-se à vontade para usar estas perguntas ou invente as suas próprias. Seja claro sobre seus objetivos de tratamento e descubra o que esperar do tratamento.

Perguntas a serem feitas sobre testes e estadiamento

1. Quais exames são necessários? Que exames você recomenda? Por quê?
2. Quando eu farei uma biópsia? Eu precisarei de mais de uma? Quais são os riscos?
3. Eu farei algum teste genético?
4. Quando eu saberei os resultados e quem os explicará para mim?
5. Quem vai conversar comigo sobre os próximos passos? Quando?
6. O que você vai fazer para que eu me sinta confortável durante os exames?
7. Você me daria uma cópia do relatório de patologia e outros resultados de exames?
8. Qual e o estágio do câncer? O que esse estágio significa em termos de sobrevivência?
9. Qual é o grau do câncer? Esse grau significa que o câncer vai crescer e se espalhar rápido?
10. O câncer pode ser curado? Em caso negativo, como o tratamento pode impedir o crescimento do câncer?

Perguntas a serem feitas sobre o tratamento

1. Quais são as minhas opções de tratamento? Quais são os benefícios e riscos?
2. Que tratamento você recomenda e por quê?
3. Quanto tempo tenho para decidir sobre o tratamento?
4. Como a minha idade, saúde e outros fatores afetam minhas opções?
5. Quando vou começar o tratamento? Quanto tempo o tratamento vai demorar?
6. Quanto o tratamento vai custar? Quanto meu convênio irá pagar?
7. Quais são as chances do meu câncer voltar? Como será o tratamento se ele voltar?
8. Eu gostaria de uma segunda opinião. Há alguém que você possa recomendar?
9. Qual tratamento me dará a melhor qualidade de vida?
10. O que deve ser evitado ou feito com cautela especificamente ao receber o tratamento?

Perguntas a fazer a seus médicos sobre a cirurgia

1. Que tipo de cirurgia eu farei? Quantas delas você já realizou?
2. O que será removido durante a cirurgia?
3. Quanto tempo demorarei para me recuperar da cirurgia?
4. Quanta dor eu sentirei? O que será feito para controlar minha dor?
5. Como a cirurgia afetará minha bexiga? Por quanto tempo vou precisar do cateter?
6. O que você fará para ajudar com o desconforto do cateter?
7. Como a cirurgia afetará minha capacidade de conseguir e manter uma ereção?
8. Quais são os meus riscos de problemas urinários de longo prazo?
9. Que outros efeitos colaterais posso esperar da cirurgia?
10. Que tratamento farei antes, durante ou após a cirurgia?

Perguntas a fazer a seus médicos sobre radioterapia

1. Que tipo de radioterapia eu farei?
2. O alvo será apenas a próstata, ou você também tratará os linfonodos?
3. Você usará terapia hormonal com a radiação? Em caso afirmativo, por quanto tempo?
4. Quantas sessões de tratamento vou precisar? Você pode fazer um curso mais curto de radiação?
5. Vocês oferecem braquiterapia aqui? Se não, você pode me indicar alguém que o faça?
6. Como a radioterapia difere da cirurgia em termos de cura?
7. Como a radiação afetará minha bexiga?
8. Como a radiação afetará meu intestino?
9. Como a radiação afetará minha função sexual?
10. Que outros efeitos colaterais posso esperar da radiação?

Perguntas a fazer a seus médicos sobre os efeitos colaterais

1. Quais são os efeitos colaterais do tratamento?
2. Quais são minhas chances de sofrer retenção urinária, incontinência urinária, problemas intestinais ou disfunção erétil por câncer de próstata ou seu tratamento?
3. Quanto tempo durarão esses efeitos colaterais?
4. O que posso fazer para diminuir ou prevenir os efeitos colaterais?
5. Que medicamentos posso tomar para prevenir ou aliviar os efeitos colaterais?
6. O que posso fazer para ajudar com a dor e outros efeitos colaterais? O que você vai fazer?
7. Você vai interromper o tratamento ou mudar de tratamento se eu tiver efeitos colaterais? O que você está procurando?
8. Que efeitos colaterais devo ter em mente? Quando eu devo ligar? Posso enviar mensagens de texto?
9. Quais efeitos colaterais são duradouros ou irreversíveis após a conclusão do tratamento?
10. Que medicamentos podem piorar os efeitos colaterais do tratamento?

Perguntas a fazer a seus médicos sobre ensaios clínicos

1. Que ensaios clínicos estão disponíveis para o meu tipo e estágio de câncer de próstata?
2. Quais são os tratamentos utilizados no ensaio clínico?
3. O que o tratamento faz?
4. O tratamento já foi usado antes? Ele já foi usado para outros tipos de câncer?
5. Quais são os riscos e benefícios deste tratamento?
6. Quais os efeitos colaterais que devo esperar? Como os efeitos colaterais serão controlados?
7. Quanto tempo vou ficar no ensaio clínico?
8. Poderei receber outro tratamento se isso não funcionar?
9. Como você vai saber que o tratamento está funcionando?
10. Terei de pagar alguma coisa pelo ensaio clínico? Em caso afirmativo, quanto custará?

Sites

American Cancer Society
cancer.org/cancer/prostatecancer/index

California Prostate Cancer Coalition (CPCC)
prostatecalif.org

Malecare Cancer Support
malecare.org

National Alliance of State Prostate Cancer Coalitions (NASPCC)
naspcc.org

National Coalition for Cancer Survivorship
Canceradvocacy.org/toolbox

National Prostate Cancer Awareness Foundation (PCaAware)
pcaaware.org

Nomogramas
nomograms.mskcc.org/Prostate/index.aspx

Prostate Cancer Foundation
pcf.org

Prostate Conditions Education Council (PCEC)
prostateconditions.org

Prostate Health Education Network (PHEN)
prostatehealthed.org

Urology Care Foundation
urologyhealth.org

Us TOO International Prostate Cancer Education and Support Network
ustoo.org/Home

Veterans Prostate Cancer Awareness
vetsprostate.org

ZERO - The End of Prostate Cancer
zerocancer.org

Termos que você precisa saber

absorciometria radiológica de dupla energia (DEXA)
Um exame que usa pequenas quantidades de radiação para gerar uma imagem dos ossos. Também chamada de densitometria óssea.

agonista do hormônio liberador do hormônio luteinizante (LHRH)
Um medicamento que age no cérebro para impedir que o testículo produza testosterona.

antagonista do hormônio liberador do hormônio luteinizante (LHRH)
Um medicamento que age no cérebro para impedir que o testículo produza testosterona.

antiandrogênica
Um medicamento que interrompe a ação do hormônio testosterona.

antígeno específico da próstata (PSA)
Uma proteína produzida em sua maioria pela próstata. Medida em nanogramas por milimetro de PSA.

biópsia
Um procedimento que retira amostras de fluido ou tecido para ser testado para uma doença.

braquiterapia
Um tratamento com radiação de um objeto colocado próximo ou dentro do tumor. Também chamada de radiação.

braquiterapia de alta taxa de dose (HDR)
Tratamento com objetos radioativos que são removidos ao final da sessão de tratamento.

braquiterapia de baixa taxa de dose (LDR)
Tratamento com objetos radioativos que são colocados no tumor e deixados para decair.

câncer persistente
Câncer que não é totalmente tratado.

castração
Cirurgia que remove os testículos ou medicamentos que suprimem a função dos testículos de maneira a manter os níveis de testosterona baixos ou próximos a zero.

cuidados de apoio
Cuidados de saúde que incluem o alívio de sintomas mas não o tratamento do câncer. Também chamados de cuidados paliativos.

densidade de antígeno específico da próstata (PSAD)
O nível de PSA, uma proteína produzida pela próstata, em relação ao tamanho da próstata.

disfunção erétil
A falta de fluxo sanguíneo para o pênis que limita o alcance ou manutenção da ereção.

dissecção pélvica linfonodal (DPL)
Uma operação que remove os linfonodos entre os ossos do quadril.

exame de imagem por ressonância magnética
Um exame que usa ondas de rádio e imãs poderosos para fazer imagens do interior do corpo.

exame de imagem por ressonância magnética multiparamétrica (Rmmp)
Um exame que faz imagens que mostram diversas características do tecido do corpo.

exame de toque retal
O estudo da próstata, sentindo-a através da parede do reto.

expectativa de vida
O número de anos que uma pessoa provavelmente viverá.

flare
O aumento da testosterona após o início do tratamento para reduzir seu nível.

grau de Gleason
A classificação de quantas células do câncer de próstata parecem células normais. Uma classificação de 1 (melhor) para 5 (pior) realizada por um patologista baseado na capacidade das células da próstata de formar glândulas. O grau primário é o padrão mais comum, e o o grau secundário é o segundo grau mais comum. Os dois graus são somados para apontar o escore de Gleason.

incontinência urinária
Uma condição de saúde na qual a liberação da urina não pode ser controlada.

margem cirúrgica
O tecido de aparência normal ao redor de um tumor que foi removido durante uma operação.

metástase
O espalhamento do câncer do primeiro tumor para um novo local.

nomograma
Uma ferramenta gráfica que usa informações de saúde para prever um resultado.

observação
Um período de exames procurando alterações no status do câncer enquanto não recebe tratamento.

orquiectomia
Uma operação que remove um ou ambos os testículos.

orquiectomia bilateral
Uma operação que remove ambos os testículos.

períneo
A região do corpo dos homens entre o escroto e o ânus.

prostatectomia radical com preservação de nervos
Uma operação que remove a próstata e apenas um ou nenhum feixe de nervos cavernosos.

prostatectomia radical perineal
Uma cirurgia que remove a próstata através de um corte feito entre o escroto e o ânus.

prostatectomia radical retropúbica
Uma cirurgia que remove a próstata através de um corte grande feito abaixo do umbigo.

radioterapia (RT)
Tratamento que usa raios de alta energia.

radioterapia conformada guiada por imagem (IGRT)
Um tratamento com radiação que é direcionada aos tumores usando exames de imagens durante o tratamento.

radioterapia de feixe externo (EBRT)
Um tratamento de câncer com radiação recebida de uma máquina fora do corpo.

radioterapia de intensidade modulada (IMRT)
Tratamento com radiação que usa pequenos feixes de diferentes intensidades.

radioterapia tridimensional conformacional (3D-CRT)
Um tratamento com radiação que usa feixes correspondentes à forma do tumor.

recidiva
O retorno do câncer após um período livre da doença.

retenção urinária
Uma condição de saúde na qual a urina não pode ser liberada da bexiga.

tempo de duplicação do antígeno específico da próstata (PSADT)
O tempo durante o qual o nível de PSA, uma proteína produzida pela próstata, duplica.

terapia de privação de andrógenos (TDA)
Um tratamento que remove os testículos ou os impede de produzir a testosterona. Pode ser conseguida por meio de cirurgia ou medicamentos.

terapia hormonal
Um tratamento para o câncer que interrompe a produção ou ação de hormônios. Também chamada de terapia endócrina quando usada para câncer em mulheres. Também chamada de terapia de privação de andrógenos quando usada para câncer em homens.

testosterona
Um hormônio que ajuda o funcionamento dos órgãos sexuais masculinos.

tomografia computadorizada (TC)
Um exame que usa raios-x de diversos ângulos para fazer uma imagem do interior do corpo.

tomografia por emissão de pósitrons (PET)
Um exame que usa material radioativo para ver a forma e função de partes do corpo.

tratamento intermitente
Alternância de períodos com e sem tratamento.

ultrassom transretal (TRUS)
Um exame que envia ondas sonoras através do reto para fazer imagens da próstata.

ultrassonografia (US)
Um exame que usa ondas sonoras para fazer imagens do interior do corpo.

uretra
Um estrutura de forma tubular que leva a urina da bexiga para fora do corpo, e também expele o sêmen nos homens.

velocidade do antígeno específico da próstata (PSA)
Quanto o nível de PSA, uma proteína produzido pela próstata, se altera ao longo do tempo.

vesícula seminal
Uma das duas glândulas masculinas que produzem o fluido usado pelo esperma para energia.

vigilância ativa
Exames frequentes e contínuos para observar as alterações no status do câncer para o que o tratamento do câncer possa ser iniciado se necessário.

Colaboradores da NCCN

Este guia do paciente está baseado nas NCCN Clinical Practice Guidelines in Oncology (NCCN Guidelines®) for Prostate Cancer. Ele foi adaptado, revisado e publicado com a ajuda das seguintes pessoas:

Dorothy A. Shead, MS
Diretora, Operações de informação ao paciente

Laura J. Hanisch, PsyD
Escritora médica/Especialista em informação ao paciente

Erin Vidic, MA
Escritora médica

Rachael Clarke
Revisora médica sênior

Tanya Fischer, MEd, MSLIS
Escritora médica

Stephanie Rovito, MPH, CHES®
Escritora médica

Kim Williams
Gerente de serviços criativos

Susan Kidney
Especialista em design gráfico

As NCCN Clinical Practice Guidelines in Oncology (NCCN Guidelines®) for Prostate Cancer, Version 2.2020 foram desenvolvidas pelos seguintes membros do NCCN Panel:

*Edward Schaeffer, MD, PhD/ Presidente
Robert H. Lurie Comprehensive Cancer Center of Northwestern University

*Sandy Srinivas, MD/Vice-presidente
Stanford Cancer Institute

Emmanuel S. Antonarakis, MD
The Sidney Kimmel Comprehensive Cancer Center at Johns Hopkins

Andrew J. Armstrong, MD
Duke Cancer Institute

Justin Bekelman, MD
Abramson Cancer Center na the University of Pennsylvania

Heather Cheng, MD, PhD
Fred Hutchinson Cancer Research Center/ Seattle Cancer Care Alliance

Anthony Victor D'Amico, MD, PhD
Dana-Farber/Brigham and Women's Cancer Center | Massachusetts General Hospital Cancer Center

Brian J. Davis, MD, PhD
Mayo Clinic Cancer Center

*Tanya Dorff, MD
City of Hope National Medical Center

Jame A. Eastman, MD
Memorial Sloan Kettering Cancer Center

Thomas A. Farrington
Defensoria do paciente
Prostate Health Education Network (PHEN)

Xin Gao, MD
Dana-Farber/Brigham and Women's Cancer Center | Massachusetts General Hospital Cancer Center

Celestia S. Higano, MD, FACP
Fred Hutchinson Cancer Research Center/ Seattle Cancer Care Alliance

Eric Mark Horwitz, MD
Fox Chase Cancer Center

Joseph E. Ippolito, MD, PhD
Siteman Cancer Center at Barnes-Jewish Hospital and Washington University School of Medicine

Christopher J. Kane, MD
UC San Diego Moores Cancer Center

Michael Kuettel, MD, MBA, PhD
Roswell Park Cancer Institute

Joshua M. Lang, MD
University of Wisconsin Carbone Cancer Center

Jesse McKenney, MD
Case Comprehensive Cancer Center/ University Hospitals Seidman Cancer Center e Cleveland Clinic Taussig Cancer Institute

George Netto, MD
O'Neal Comprehensive Cancer Center at UAB

David F. Penson, MD, MPH
Vanderbilt-Ingram Cancer Center

Julio M. Pow-Sang, MD
Moffitt Cancer Center

Sylvia Richey, MD
St. Jude Children's Research Hospital/ University of Tennessee Health Science Center

Mack Roach III, MD
UCSF Helen Diller Family Comprehensive Cancer Center

*Stan Rosenfeld
Defensoria do paciente
University of California San Francisco
Patient Services Committee Chair

Ahmad Shabsigh, MD
The Ohio State University Comprehensive Cancer Center - James Cancer Hospital and Solove Research Institute

Daniel Spratt, MD
University of Michigan Rogel Cancer Center

Benjamin A. Teply, MD
Fred & Pamela Buffett Cancer Center

*Jonathan Tward, MD, PhD
Huntsman Cancer Institute na University of Utah

Equipe da NCCN

Deborah Freedman-Cass, PhD
Gerente, Conteúdo clínico licenciado

Dorothy A. Shead, MS
Diretora, Operações de informação ao paciente

* Revisaram este guia do paciente.
For divulgações, visite www.nccn.org/about/disclosure.aspx.

Centros de câncer da NCCN

Abramson Cancer Center
na University of Pennsylvania
Philadelphia, Pennsylvania
800.789.7366 • pennmedicine.org/cancer

Fred & Pamela Buffett Cancer Center
Omaha, Nebraska
402.559.5600 • unmc.edu/cancercenter

Case Comprehensive Cancer Center/
University Hospitals Seidman Cancer
Center e Cleveland Clinic Taussig
Cancer Institute
Cleveland, Ohio
800.641.2422 • UH Seidman Cancer Center
uhhospitals.org/services/cancer-services
866.223.8100 • CC Taussig Cancer Institute
my.clevelandclinic.org/departments/cancer
216.844.8797 • Case CCC
case.edu/cancer

City of Hope National Medical Center
Los Angeles, California
800.826.4673 • cityofhope.org

Dana-Farber/Brigham and
Women's Cancer Center
Boston, Massachusetts
617.732.5500
youhaveus.org

Massachusetts General Hospital
Cancer Center
617.726.5130
massgeneral.org/cancer-center

Duke Cancer Institute
Durham, North Carolina
888.275.3853 • dukecancerinstitute.org

Fox Chase Cancer Center
Philadelphia, Pennsylvania
888.369.2427 • foxchase.org

Huntsman Cancer Institute
na University of Utah
Salt Lake City, Utah
800.824.2073
huntsmancancer.org

Fred Hutchinson Cancer
Research Center/Seattle
Cancer Care Alliance
Seattle, Washington
206.606.7222 • seattlecca.org
206.667.5000 • fredhutch.org

The Sidney Kimmel Comprehensive
Cancer Center at Johns Hopkins
Baltimore, Maryland
410.955.8964
www.hopkinskimmelcancercenter.org

Robert H. Lurie Comprehensive
Cancer Center of Northwestern
University
Chicago, Illinois
866.587.4322 • cancer.northwestern.edu

Mayo Clinic Cancer Center
Phoenix/Scottsdale, Arizona
Jacksonville, Florida
Rochester, Minnesota
480.301.8000 • Arizona
904.953.0853 • Florida
507.538.3270 • Minnesota
mayoclinic.org/cancercenter

Memorial Sloan Kettering
Cancer Center
New York, New York
800.525.2225 • mskcc.org

Moffitt Cancer Center
Tampa, Florida
888.663.3488 • moffitt.org

The Ohio State University
Comprehensive Cancer Center -
James Cancer Hospital and
Solove Research Institute
Columbus, Ohio
800.293.5066 • cancer.osu.edu

O'Neal Comprehensive
Cancer Center at UAB
Birmingham, Alabama
800.822.0933 • uab.edu/onealcancercenter

Roswell Park Comprehensive
Cancer Center
Buffalo, New York
877.275.7724 • roswellpark.org

Siteman Cancer Center at Barnes-
Jewish Hospital and Washington
University School of Medicine
St. Louis, Missouri
800.600.3606 • siteman.wustl.edu

St. Jude Children's Research Hospital
The University of Tennessee
Health Science Center
Memphis, Tennessee
866.278.5833 • stjude.org
901.448.5500 • uthsc.edu

Stanford Cancer Institute
Stanford, California
877.668.7535 • cancer.stanford.edu

UC San Diego Moores Cancer Center
La Jolla, California
858.822.6100• cancer.ucsd.edu

UCLA Jonsson
Comprehensive Cancer Center
Los Angeles, California
310.825.5268 • cancer.ucla.edu

UCSF Helen Diller Family
Comprehensive Cancer Center
San Francisco, California
800.689.8273 • cancer.ucsf.edu

University of Colorado Cancer Center
Aurora, Colorado
720.848.0300 • coloradocancercenter.org

University of Michigan
Rogel Cancer Center
Ann Arbor, Michigan
800.865.1125 • rogelcancercenter.org

The University of Texas
MD Anderson Cancer Center
Houston, Texas
844.269.5922 • mdanderson.org

University of Wisconsin
Carbone Cancer Center
Madison, Wisconsin
608.265.1700 • uwhealth.org/cancer

UT Southwestern Simmons
Comprehensive Cancer Center
Dallas, Texas
214.648.3111 • utsouthwestern.edu/simmons

Vanderbilt-Ingram Cancer Center
Nashville, Tennessee
877.936.8422 • vicc.org

Yale Cancer Center/
Smilow Cancer Hospital
New Haven, Connecticut
855.4.SMILOW • yalecancercenter.org

Índice remissivo